JN127083

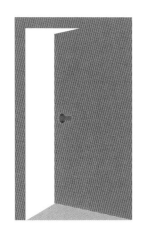

Tomyの診察室

精神科スピードアップ診療術

著 精神科医Tomy

中外医学社

はじめに

　アテクシは「ゲイの精神科医 Tomy」として，いくつかエッセイやコラムを書いております．また楽な生き方についてつぶやく Twitter「ゲイの精神科医 Tomy のつぶやき♡」も運営しております．「アテクシ」という 1 人称は Tomy として使っているものです．

　こんなアテクシですが，実際には，現在某クリニックで勤務しているごく普通の精神科医です．今回，この本では「普通の精神科医」として Tomy 流の診察技法について書いていきたいと思っております．

　精神科医としては特にアカデミックな実績もなく，「普通」の精神科医であるアテクシがなぜこのような本を書こうかと思ったかといいますと，立派な業績や肩書のある「スキル」の高い先生が必ずしも患者さんに評判がいいわけではないと感じたからです．

　精神科の主治医というのは「フィロソフィ（治療哲学）」が大切です．ベースに医学知識や診断技術などの「スキル」は必須ですが，これだけでは患者さんがついてこないのです．そこでフィロソフィが必要になってきます．ここでアテクシが定義する「フィロソフィ」とは，「患者さんにどう接し，何を優先して主治医としてふるまうか」ということ，主治医としての軸です．

　アテクシが研修医を終え，大学病院の精神科に入局したとき，様々な診察技法について学びました．また，多くの教官の先生の診察も見させていただきました．話を丁寧に聞き，落ち着いて治療方針を考え，診察の基礎を学ぶことができました．

　しかし，現場に出ると制約が多く，理想の診察は困難であると気がつきました．最大の制約はとにかく時間がないということです．待合室には多くの患者さんが詰めかけ，1 日数十名，時として 100 名以上の患者さんを診なければならない．ちょっと状況を確認して，薬物調整するのがせいいっぱいで，1 日が終わるころにはふらふらになっている．

制約はこれだけではありません．時間がなくても多くの患者さんを診なければいけません．他のサービスなら数を絞って質を上げるやり方もありですが，医師は病気を治すために存在しているのです．多くの治療をすることも必要なのです．アウトカムはより丁寧なサービスより，治癒した数だとアテクシは思っています．ゆっくり20名診察できても，今治療すべき病気を抱えた患者さんがそこにいる以上，慌ただしくても60名診察できた方がいい．

　そして，まだまだ制約はあります．「患者さんの満足度」です．時間がない，数も診なければいけない，でも患者さんが診察で疲れ果てたり不愉快な思いをしてはいけない．むしろ何か得るものを伝えたい．そんな現状の中で，アテクシは短時間でも診察の満足度を上げる「フィロソフィ」を模索するようになりました．

　「足りない時間」「なるべく多く診ること」「患者さんの満足度」「医師の体力」これらを調和させるにはフィロソフィと，さらにそれを実践に落とし込む方法論が不可欠です．アテクシが臨床の中で自分なりに培ってきたそれらを，書いていきたいと思います．

　さあ，Tomyの診察をのぞいてください．

　　　　2020年11月

　　　　　　　　　　　　　　　　　　　　　　　Tomy

目 次

総 論　　　　　　　　　　　　　　　　　　　　　　　　*1*

精神科治療におけるフィロソフィー……………………………… *1*

人を見る力………………………………………………………… *3*

「伝える」という技術 …………………………………………… *7*

　　うつ病………………………………………………………… *8*

　　適応障害…………………………………………………… *10*

　　身体表現性障害…………………………………………… *11*

　　認知症……………………………………………………… *11*

　　妄想性障害………………………………………………… *12*

　　躁うつ病…………………………………………………… *13*

　　発達障害…………………………………………………… *13*

　　パーソナリティー障害…………………………………… *14*

　　強迫性障害………………………………………………… *15*

　　パニック障害……………………………………………… *16*

　　統合失調症………………………………………………… *16*

第1章　予診の心得　　　　　　　　　　　　　　　　*18*

予診を学ぶ……………………………………………………… *18*

　　主訴………………………………………………………… *19*

　　現病歴……………………………………………………… *20*

　　睡眠………………………………………………………… *22*

　　食欲………………………………………………………… *23*

　　身体既往歴………………………………………………… *23*

　　精神科既往歴……………………………………………… *23*

精神科家族歴……………………………………………………… *24*

妊娠の可能性，授乳中かどうか………………………………… *24*

普段の生活で運転をするかどうか……………………………… *24*

アルコール，タバコ，嗜好品はないか………………………… *25*

発達の遅れや発達障害の可能性について特に

   指摘されたことはないか…………………………………… *25*

第2章　初診の心得　　　　　　　　　　　　　　*26*

初診を学ぶ………………………………………………………… *26*

「読む」…………………………………………………………… *26*

「視る」…………………………………………………………… *26*

   プレコックス感………………………………………………… *27*

「聞く」…………………………………………………………… *30*

「決める」………………………………………………………… *30*

「伝える」………………………………………………………… *31*

実際の初診ライブ………………………………………………… *31*

   症例1 …………………………………………………………… *31*

   症例2 …………………………………………………………… *43*

   症例3 …………………………………………………………… *49*

   症例4．過去のある女性 ……………………………………… *57*

   症例5．本人の発言に妄想があると思われる症例 ………… *62*

第3章　再診の心得　　　　　　　　　　　　　　*69*

再診の技術………………………………………………………… *69*

2回目の再診〜2回目は初診の一部…………………………… *69*

   ちゃんと薬を飲めていたケース……………………………… *70*

   ちゃんと薬を飲めなかったケース…………………………… *71*

   視るという技術（再診編）…………………………………… *73*

　　再診：継続期 ･･･ 74
　　　治療が安定してきた場合の，休薬，減薬，治療終了の
　　　　タイミング ･････････････････････････････････････ 75
　　　枠組み設定の技術 ･･･････････････････････････････････ 79
　再診に役立つマル秘テク，TIPS ･･･････････････････････ 82
　　ラポールについて ･･･････････････････････････････････ 82
　　雑談の技術 ･･･ 83
　　精神小療法〜TIPS を生かす ･･････････････････････････ 83
　　精神小療法の技術 ･･･････････････････････････････････ 86
　TIPS シチュエーション別 ････････････････････････････ 89
　　不安 ･･･ 89
　　怒り ･･･ 95
　　悲しみ ･･･ 101
　困難な患者さんへの対処法 ･････････････････････････ 105
　　話がずれていく人 ･･････････････････････････････････ 105
　　診察中にいらだちを見せる人 ･･･････････････････････ 107
　　要求から入ってくる人 ･･････････････････････････････ 108
　　薬物を要求する人 ･･････････････････････････････････ 109
　　「ネットや雑誌で見て怖くなりました」と口にする人 ･･････ 110
　　話が時間通りに終わらない患者さん ･････････････････ 110

　索引 ･･･ 113

総　論

● 精神科治療におけるフィロソフィー

　アテクシの個人的な意見ですが，ぶっちゃけ精神科医というのは，最小限必要な技術というのは大したものではありません．こんなことを言うと数多くの優秀な先輩方から怒られてしまうのは覚悟の上です．素晴らしい技術や経験でもって患者さんを治し続ける素晴らしい先輩たちはたくさんおりますし，アテクシもそんな精神科医を目指しております．

　しかし，この「素晴らしさ」というのは，各先生方の個人的な裁量として積み上げたものなのです．逆に言えば最低限がミニマムであるがゆえにどんな医者になってもそれなりにやっていけることになります．

　しかし，この「それなりに」というのは医者からの視点から見たもので，患者さんの側からすればとうてい「それなりに」とは言えないものです．

　たとえば見立てが悪ければ見当違いな治療になり，治療のプランが適切でなければいつまでたっても治りません．診断，治療のプランが適切であっても患者さんとのコミュニケーションがうまくいっていなければ患者さんが疑って上手く行きません．

　ここで必要なのが精神科医にとっての治療哲学，フィロソフィーになります．精神医学，精神科医の役割，治療の最終目標，どんな精神科医になりたいのかという視点がなければ，良い精神科医にはなれないのです．

　アテクシにもフィロソフィーはあります．

　たった1つ「患者さんの時間を大切にする」ことです．

　患者さんは大切な時間を割いて治療に当てています．患者さんはできるこ

とならば，医療機関に来なくても自分で幸せに生きていける方がよい．しかし，そうはいかないから，時間を割いて目の前に来ていただいているのです．

　医師がそのことに無頓着であってはいけません．どんな科の医師も患者さんのよりよい時間を長くすることのできる唯一の職業だと思っています．寿命を延ばし，快適に生きられる時間を延ばすことが可能だからです．精神科医とて同じ力があります．しかし，精神科医がその気にならなければ，逆に患者さんの時間を奪うことになります．

　アテクシがそれを感じたのは，精神科医となって間もない頃です．精神科医の処方の多くは前回と同じ処方を継続する「Do 処方」です．それで安定しているのなら，あえて薬を変える必要はない．なので前回と同じ「Do 処方」が一般的なのです．

　しかし，数カ月 Do 処方ならわかりますが，これが何年も何十年も変わっていないことがあります．アテクシはこれに疑問を抱き，少しずつでも薬を整理したり，減らしたりしてみようと考えました．

　もし，減らしたり，場合によっては薬をやめたりできる可能性が1つでもあるのなら，30 日間「Do 処方」をすることは患者さんから1カ月の時間を奪っているに等しいと考えたからです．

　結果，不安定になり元の薬に戻さざるを得ない方もいましたが，薬の数が半分以下になった方もいますし，通院しなくても済むようになった方もいました．アテクシが前医と同じように惰性で「Do 処方」していたら得られなかった結果です．

　診察も予約制ならば極力その時間を守れるように組むべきです．「混んでいるから」「医療機関だから」というのは治療者の都合です．また，カウンセリングを組む場合もありますが，カウンセリングも治療的な意味がある場合にすべきです．

　目標もなく，だらだらと続けてはいけません．また，治療者が「自分の精神療法を行いたいから」行ってはいけません．治療者は，時に自己愛を満たすために治療を行うことがあります．自己愛を満たすのは，フィロソフィーではありません．

JCOPY 498-22924

患者さん視点で治療の軸を持つことがフィロソフィーなのです．

● 人を見る力

　フィロソフィーを持つためには，自分たちが扱う「精神医学」というものの正体についてよくよく考えてみる必要があります．初めて精神医学を学ぶときに，教科書やDSMを代表とする操作的診断基準のテキストを開くことになると思います．そこには数多くの病名が載っていることでしょう．

　統合失調症，うつ病，躁うつ病，パニック障害，強迫性障害など，どれも聞いたこともあるものばかりです．しかし，精神科は他の身体を中心とする科と本質が大きく異なります．そのため「精神科」と「身体科」とわけて考えることもあるぐらいです．

　精神疾患というものは基本的に物理的な「病理」が存在しません．何か壊死していたらうつ病だとか，顕微鏡で封入体が見られたら統合失調症だとか，そういうものはありません（今後そういったもので定義される可能性は否定できませんが）．

　精神疾患というのは，あくまで概念，「こういう症状がそろったら統合失調症ですね」という定義づけに他ならないのです．これはよくよく考えたらおかしなことで，簡単にいえば根拠がないのです．もし突然全く違う疾患概念が唱えられたとしても，否定することもできなければ，肯定することもできないのです．「ああ，あなたがそういうのならそれでもいいかもしれませんね」となってしまいます．

　ではなぜ，ある程度統一された概念が教科書にのっているかというと，歴史的な経緯があり，それに伴い様々な医師が議論を重ね，少しずつ今の形に収束されていったということです．

　それゆえ，時代や文化背景により疾患そのものの概念が少しずつ変化していく可能性もあるのが精神疾患です．現にかつて統合失調症は「早発性痴呆」とされていたこともあったのですから．しかし，今の概念が正しくて，過去が間違っているなどということは言えません．あくまで「今の主流の考え方としては統合失調症ですよね」というだけのことです．

では，今の精神疾患を分類する根拠は何か，というと「こういう症状の患者さんを『うつ病』として治療すると扱いやすく，上手くいきやすいですよね」という集合知，経験知なのです．簡単に言えば合理的だからです．それが，精神科医同士の共通言語としても機能することになります．

　AさんとBさんが同じ「うつ病」の診断を受けていたとしても，病態として同じものとは限りません．むしろ，異なる可能性の方が高いでしょう．しかし，操作的診断基準として，症状をベースに分類するのであれば，AさんもBさんも同じうつ病でいいわけです．

　実際には，AさんとBさんに同じ治療をしても上手くいくわけではありません．Aさんに上手くいったのにBさんには上手くいかなかったなどというケースはいくらでも考えられるわけです．

　この場合表面上は，Aさんは治療反応性が良かったが，Bさんは難治性だったといわれてしまいます．しかし，本当にそれでいいのでしょうか．Aさんの病態とBさんの病態は診断基準上は同じうつ病として扱われたとしても，背景が違う可能性があるわけです．むしろ臨床的にはその可能性のほうが高いと思います．

　そうであるとするならば，AさんとBさんではアプローチを変える必要があります．ここで必要なのは病名にとらわれず，患者さんに起きている症状の背景を見抜く力です．これが見立ての力であり，臨床能力であるとアテクシは考えます．もっと端的に表現するのであれば「人を見る力」です．

　たとえば，アテクシたちはある人物についてこのような評価をします．

　「彼は，ちょっと見栄っ張りで最初は良い印象を与えようと頑張りすぎてしまう．でも本来は彼はそういう性格ではないから，だんだん疲れて人を遠ざけようとする傾向にあるよね」

　これが人を見る力であり，見立ての力でもあるのです．

　もう少し医師的な立場から見立てると，たとえばAさんについて，

　「Aさんは不眠や食欲の低下もあり，気力の低下や気分の落ち込みも継続的にみられている．これをうつ病と診断することもできるが，彼はもともとエネルギーがあまりなく，慢性的に気力もない傾向がある．診察をすれば，これは彼が今まで夢中になるものを見いだせず，厭世的な性格傾向があるか

らだと思う．もともと食が細いようだし，食欲の低下もそれに伴うものだろう．不眠についても，時間があればこまめに寝てしまう習慣があるので浅くなるのだろう．したがってAさんに抗うつ薬は効果がないだろうし，むしろ副作用などの害の可能性の方が高いだろう．以上より治療方針は，彼の性格傾向を少しずつ変え，夢中になれるものを探す方法を提供することだ．しかし，彼が望むのならば」
という形になるわけです．

　この人を見る力の前に置いて，診断基準や病名というものにはあまり大きな意味を持ちません．最終的には臨床的な人を見る力をつけていくのが精神科臨床医の最終的な目標だと思います．

　しかし，だからといって操作的診断基準や病名を学ぶのが無意味ではありません．むしろ一番大切なことです．先ほどあげたような「人を見る力」というのは闇雲に身につくものではありません．

　まず，精神科を勉強したての頃は，律儀に基本に応じて1つ1つ確認するというやり方でいいと思います．少しばかり不器用でも，体が「型」を覚えるまではそれをやる必要があります．どの業界でもそうですが，基本ができなければ応用はできない．基本だけで精神科医としては十分やっていけますが，基本なき応用は「出鱈目」です．

　しかし，ある程度「型」がわかってくれば，基本を変則的に応用することが臨床能力を成長させます．ある程度の「型」というものを知り，多くの患者さんを型で見ていく．そして，他の医師と病名という共通言語を介して議論していく．このために診断基準を学ぶこと，病名を学ぶことの意味があります．

　まずはDSMでも何でもいいので，多くの精神科医が共通言語としている「型」を学ぶことです．そしてなるべく多くの患者さんを型に診断していきます．そしてこれでいいのか，他の医師はどう考えるのか，大いに議論を交わすこと，これにより精神科医として「人を見る力」が上達していくのです．

　「人を見る力」つまり応用ができるようになれば，以下のような診察も可能になります．

たとえば，睡眠と食欲を確認することは基本ですが，慣れてくれば顔を見ただけである程度わかります．毎回聞く必要はなく，顔色が悪ければ確認するぐらいでもいいわけです．

　また，インフォームドコンセントは重要ですが，患者さんによっては「そんなことを説明されてもわからないし，どうしたらいいのかわからない．私は先生にお任せしたい」という人もいます．こういう場合は説明し，「どうしますか」と聞かれることが逆に診察の質を下げてしまうのです．ある程度関係性ができているのなら，軽く説明し「アナタにはこのほうがいいと思うのでこうしておきますね」と伝えておく，という応用もできます．

　病歴を確認することは大切ですが，患者さん本人もよくわかっていない，あるいは話をわかりやすく伝えられないことがあります．この場合執念深く記者のように聞き出して1つの話にまとめる必要はありません．家族から聞いたり，前医から紹介状をもらったり，今まで発行された診断書のコピーがあればその現病歴からたどっていってもいいのです．これも応用の1つです．

　「型」をマスターし，応用が利かせられるようになれば，時間に余裕が生まれます．その余裕を生かし，雑談をするのが大切です．これにより，診察が儀式から人と人の会話，質的に変わります．空いた時間を違う話に充てることができます．

　再診で安定した人なら，はなから雑談でもいいです．たとえばあるご婦人は，自分の息子を私立の進学校に入学させたところです．アテクシには子どもはいませんが，中学受験を受け私立の進学校に入学したので，そのころの話をしてみます．

　儀式的な診察から，人と人との会話になります．精神科医と患者さんという立場であっても，人生という海を苦労しながら渡っている仲間ですから，精神科医と患者さんはお互いに様々な事柄について学びあうこともできるのです．これも立派な治療の一環です．

「伝える」という技術

フィロソフィーを実現する技術として，「患者さんがイメージしやすい形で伝える」ことが必要です．患者さんは精神医学の素人です．そしてアテクシたちはプロです．プロの真実を患者さんにそのまま伝えても，理解不能なものになります．理解不能なものはいくらていねいに時間をかけて説明しても，それは何も伝えていないことと等しいのです．それどころか，「わけのわからない難しい話をする人」と認識されてしまえば，ラポール（患者さんとの信頼関係）形成の面から考えれば，事態は後退しているのです．

ここでは医学的な正しさを追求することより，「患者さんが疾患や治療の概念をつかみやすくし，治療者と目的を一体化させる」ことを主眼において説明することを考えたいと思います．

大切なのは「視覚的なイメージ」と「端的な言葉」です．精神疾患は基本的に「脳の機能異常」ですが，それがなぜ起こるかを身近なもので代用して説明してみます．たとえば脳の機能はパソコンにも似ています．感情の起伏をゴム糸の振動で例えることもできます．

うつ病の発症のイメージを「コップから水があふれる様子」で伝えることも可能です．患者さんがイメージしやすいもので，脳の機能異常を説明できないか考えてみるのです．

使えそうなイメージを決めたら，それをなるべく「端的な言葉」で表現できないか考えてみることも大切です．「端的な言葉」とは短くわかりやすい言葉です．理想をいえば，患者さんが他人に説明して伝えられるようなシンプルな言葉です．

「伝える」技術の習得にはコツがあります．一番大切なことは，難しい文章や長い文章を日ごろから要約する習慣を身に着けておくことです．国語の問題のように「○○文字以内で」なんてしばりを考えず，どこまでも短く要約するぐらいがいいです．文章の本質だけを抜き出すことが大切です．

ベストとしては患者さんが自分で病態を説明できるぐらいの簡潔さがいいと思います．それぐらいの内容に落とし込めば，患者さんは自分で医師の説明を思い出して復習することもできるからです．

それでは，アテクシの「伝える」技術について，疾患別に述べていきたいと思います．

■ うつ病

　うつ病でしっかり伝えるべきことは，「一時的に脳が動かなくなっているのがうつ病で，治療可能なものである」ということです．そして，動かなくなっているものを動かす治療がうつ病の治療になります．そして，治療はすぐには終わらないこと，良くなってもしばらく続ける必要があることなどを伝える必要があります．できれば，普段の過ごし方などもわかりやすく伝えていけると良いでしょう．

　これらを満たすものとして，アテクシがよく使う表現は「携帯のバッテリー」です．うつ病を携帯のバッテリーが上がった状態として表現するのが一番わかりやすいでしょう．

　モノアミン仮説に従えば，うつ病は脳を機能させるためのモノアミンが不足した状態だといわれています．これはバッテリーが上がって動かないのに似ています．身近なわかりやすいものとして，携帯電話がイメージしやすいと思います．

　バッテリーが残っていない＝モノアミンが不足していると表現し，治療は充電と同じだと説明できます．直接充電するのはモノアミンを補充する薬物療法になります．また，充電中に携帯を使ってしまうと，いつまでもバッテリーが補充されませんから携帯を使わない＝休む必要が出てくることも理解できるわけです．

　また，携帯のバッテリーの表現だと，ある程度治療に時間がかかること，決して脳が壊れている，不可逆的な変化が起きているわけではないことなども説明できます．さらにバッテリーがいったんあがってしまうと，あがりやすくなるため，いったんうつ病になれば次は上がらないように慎重に行動することなども説明できます．

　次に使いやすい表現としてはパソコンです．パソコンは入力過剰になり，処理できなくなると熱くなって固まることがあります．パソコンのフリーズは，うつ病によく似ています．処理量を超えた処理をしたために脳が機能不

全に陥っているわけで，まさにうつ病です．

　そして，パソコンがフリーズしているに過ぎず，壊れてしまっているわけではないという説明もできますし，大切なポイントです．うつ病の患者さんは悲観的になっているので「もう治らないのではないか」という考えがどこかにあるのです．これは安心させておく必要があります．

　治療もこの流れで説明しやすいと思います．パソコンのフリーズを解消するためには再起動が必要です．再起動スイッチというのは人間の脳にはありませんが，休ませることによって再起動がかかります．抗うつ薬は再起動を早く起こすためのブースト効果があるという言い方ができます．

　再起動中にキーボードをたたくとまた固まってしまいますから，休養中は脳を使ってはいけない，という説明につなげていくことも可能です．

　また古典的な方法として，お風呂のお湯で例えることもできます．お風呂にお湯をため，上からお湯（ストレス）が流れてきます．一方お風呂の底には栓が抜いてあり，一定量ストレスが流れていきます．

　お湯がたくさん流れたり，底の栓が小さくなるなどするとお湯量が多くなり，やがてあふれます．これをうつ病と表現します．このモデルはわりと古くからあるので，パソコンや携帯電話が普及する前によく使われていました．

　このモデルはイラストを描きながら説明すると患者さんへの理解がよりよくなります．症状はお湯があふれて初めて出てくるので，急に症状が悪化することへの説明にもなります．また予防策として，

　　①注ぐお湯を減らす（仕事量，ストレス量を減らす）

　　②栓の穴を大きくする（ストレスから回復する方法を増やす）

　　③お風呂の壁を高くする（自分の処理能力や対処方法，考え方を変えて　　　多くのお湯が入るようにする）

などが有効であることも説明しやすくなります．

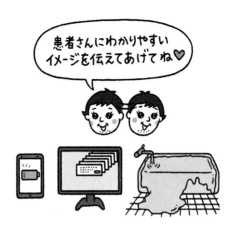

■ 適応障害

適応障害は非常に多く,「うつ病じゃないか」と思って受診される方の大半は適応障害であることも珍しくなくなってきました. また, 本来適応障害なのに他院でうつ病と診断されて治療を受けている方も珍しくありません.

適応障害とうつ病はしっかり区別されるべきもので, また治療法も違います. 最初にしっかり診断して説明しておかないと, 途中からやり方を変えるのはなかなか困難です.

具体的に言えばうつ病は脳の機能が落ちているので, 休職や薬物療法が根本的に有効ですが, 適応障害では脳の機能は落ちていません. この状態で休職をすると, 一見すぐに元気にはなりますが, 原因が解決されていないのでいつまでたっても復職しづらくなります.

また脳の機能は落ちていないので, 薬物療法は効果がないばかりか副作用ばかりが出現し, やめづらくなります.

適応障害の説明はうつ病と比較しながら行うのがいいでしょう. アテクシはこのように説明します.

「あなたの場合は適応障害だと思います. うつ病は脳の機能が落ちて思考がまとまらなくなりますが, あなたの場合は会社に行くときだけ気分が悪くなっていますよね. それはストレスの元が会社にあり, そこに上手く適応できていないから起きる症状なのです. 確かに休むと楽にはなりますが, 本質

JCOPY 498-22924

的な解決にはなりません．休みに慣れてしまうと会社に行きづらくなってつまでたっても戻れない可能性もあります．あなたが元気に会社で働き，上手く適応できるようになるのが最終目標です．極端なことを言ってしまうと，あなたが環境になれるか，環境を適切に調整するのが根本的な解決ですよ」

　たいてい適応障害の方は休職を希望している場合があるのですが，特殊なイベントからの緊急避難的な場合を除いて，安易に休職することは望ましくありません．しかし，ラポールが形成されていない段階で患者さんの希望を断ると，今後の治療に影響が出てきます．そのために，言い方が大切です．

■ 身体表現性障害

　身体表現性障害の方は，「疾病利得」が背景にあるという考え方もあります．疾患によって本人が現実に向かわずに済むなど，メリットがあるという考え方です．しかし，この疾病利得について本人は自覚していません．無意識的なものですから，うかつに伝えてしまうと侮辱されたと感じることもあるのです．

　そのため伝え方にはこの点について配慮しなければなりません．「体に異常はないけれど，精神的な葛藤が原因で症状が起きているかもしれません．精神的なストレスにより基本的にはどんな症状でも起きえます．そのあたりを紐解いていく必要があるかもしれません」

　身体的には異常がないということぐらいを伝え，あまり疾病利得については踏み込まない方がいいでしょう．ある程度関係性ができてから伝えるとうまくいきます．

■ 認知症

　基本的に認知症を疑って自ら受診される方というのは，認知症になることに非常に大きな恐怖を抱いています．家族に迷惑をかけたくないという思い，一度なったら治らないという思い，こうした思いが混然となって受診動機につながっています．

　一方家族にとっても介護など今後の生活の変化もあり，不安感は相当なも

のです．これらに対して必要なことは，認知症がどういうものなのか，しっかり伝え，しかし，このなかに悲壮感をなるべく交えずに伝えるという方法です．

　1つの解決方法は，「今」に焦点を当てることです．進行しないように運動をすること，なるべく脳に刺激を与えること，生活に変化をつけること，いろんな人に会って会話を楽しむこと．認知症の予防に今できることだけをピックアップすると，案外明るく感じられるものです．

　また薬物治療の必要性についてもしっかり説明をしたほうがよいでしょう．薬物治療により，認知症を治しきることはできませんが，多かれ少なかれ機能の低下の進行をゆっくりにすることはできます．図表を書いて，「本来このスピードで悪くなるものが，このスピードで進行するなら，だいぶ楽しんで過ごせますよね」という表現で治療に明るさを持たせる必要があります．

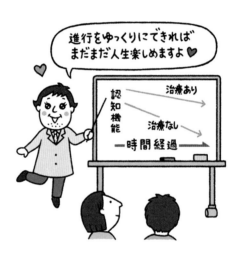

■ 妄想性障害

　単一の妄想性障害は案外多く，アテクシの経験上もっとも見ることの多いものは嫉妬妄想です．これは「パートナーが浮気をしているに違いない」と思い込むもので，その他には精神症状があまりないのが特徴です．たいてい何でもかんでも浮気を疑われて困り果てたパートナーが連れてくることが多

いです．極端な人だと「ティッシュペーパーの箱がずれている」だけでも浮気だと思い込んでしまう方もいます．

　しかし妄想だと決めてかかるには「現実ではない」ということが必要になってきます．浮気は現実ではないと決めつけることのできない事象ですので，安易に「パートナーが浮気をしているという妄想で困っているのですね」というスタンスをとってはいけません．

　パートナーの方には申し訳ないのですが，ここは肯定も否定もせず「常にパートナーが浮気しているんじゃないかと考えてしまうのは疲れて辛いですよね．脳が疲れていると細かいことに敏感になってこうなることがあります．まずは日常をもうちょっと落ち着いて過ごせるように治療しましょうか」という伝え方をすると患者さん本人も受け入れがよく，治療に協力的になります．

■ 躁うつ病

　躁うつ病で大切なことは「躁転しかかっている時」に早く気づいて，過度に行動しないことです．うつ状態のときは動けなくなるので，本人も辛く，すぐ受診しようとしてくれるのでまだいいのです．

　しかし，躁状態のときは気分がよく，気が大きくなり，あれこれとやりすぎてしまう．その結果，反動としてよりうつ状態が後で悪化して危険です．そのため日ごろから感情の波を作らないように行動することも薬物療法は別にして必要なことになります．

　ここで使うイメージはアテクシはゴムひもを用います．ゴムひもが一本横に張ってある．これを上に強くはじくと当然反動で下にも大きくふれます．元気になりつつある時でも「自分でやりたいことの半分程度」に活動を抑えれば下に振れる幅も小さくて済みます．

■ 発達障害

　最近発達障害がクローズアップされる機会が増えてきました．発達障害で大切なのは「障害」という言葉が強すぎるので，そこまで強くない表現に変えて理解してもらうことです．

もともと発達障害の障害は disorder ではなく disability なので疾患ではなく性質なのです．アテクシがよく使う表現は，

　「脳にはいろんな機能があって，発達障害の人は苦手な機能が他に比べて極端に苦手なんですよ．それが原因で，他の人にはさらっとできることがなかなかできなくて辛くなってしまうことがある．発達障害はその苦手な部分を調べて，医療的にサポートするわけです」という言い方をします．また「脳が不器用なんですよ」という表現も使うことがあります．発達障害という説明を受けて，相手が過剰に衝撃を受けないようにすること，何が目標なのかをイメージしやすくすることが大切です．

　ここから応用させて，「集中力や一時的に物事を覚えておく力が不器用だったり，他人とのコミュニケーションや場面を読む力が不器用だったりする人がいるんです．その不器用な場所と程度を調べるのが知能検査で，不器用な場所の違いで ADHD だったり自閉スペクトラム症だったりと病名が変わるんですよ．ADHD の場合は不器用な部分の機能を改善する薬物療法もありますから，ご希望される場合は，薬物療法についても検討していきましょう」といった具合につなげていくことも可能です．

　不器用さという言葉で，「性質」であること，治療は「不器用さのサポート」であることを伝えることができます．

■ パーソナリティー障害

　パーソナリティー障害については

　・性格の問題なので診断してもあえて伝える必要はない

　・伝えた方がいい

という２つの意見があります．アテクシは，患者さんが理解することで生活しやすくなるのであれば説明すべきだと思っています．ただし伝え方があり，「性格の問題だったらどうしようもないじゃん」という捉え方をさせないことが大切です．

　「性格もゆっくり変えていけば変わっていく」

　「そのために自分が何に苦しんでいるのか，知っておくことは有効」

という建設的な理論のうえ説明していくことが大切だと思います．

JCOPY 498-22924

ここで使う説明は次のようなものです.

「誰にでも性格はあります. どんな性格にも良い点, 悪い点があります. たいていの場合, それらの性格は『個性』として上手く扱いながら社会生活していくのですが, あまりにも極端な性格だと, 上手く扱うことが難しくなります. あなたにもそういうところがあるとアテクシは思うのですが, いかがでしょうか? 性格も扱い方を覚え, 少しずつ改善していくことができます. 急にはできないですが, ゆっくりやっていきましょう」

こういう言い方だと患者さんと協調して治療に臨みやすくなります.

■ 強迫性障害

強迫性障害の場合は, 具体的な症状を伝えると患者さんの受け入れが早いことが多いです. 確認や手洗い, 他害恐怖などを具体的に聞き出すと「ああ, それまさに私です」と受容されます. なぜならば, 患者さんは自分の身に起きていることが特別なことで, 「こんなことは理解されないし, 言いたくても言えない」と思っていることが多いからです.

強迫症状は独特な症状で, 患者さんは症状を詳しく伝えるだけで共感されたように感じることが多いのです. そのため詳しい症状を伝えた方がいいと思います.

また, パンフレットなどを示して説明するとより共感が得られます.「自分が困っている症状が客観的に理解されている症状だ」と知ることにより, 患者さんに強い安心感が生まれるからです. 下手なたとえを用いるより, 「強迫性障害はこんな疾患ですよ」と理性的に説明したほうがいいでしょう.

表 1 ▓ よくある患者さんの訴え

不潔恐怖:	汚れているという考えが頭から払えず, 何度も手を洗ってしまう. 吊革につかまれない. 外のトイレを使えない.
加害恐怖:	運転すると自分が誰かをはねたのではないかと気になってしまう.
確認強迫:	何度も鍵の戸締りや火の元を確認してしまう.

■ パニック障害

　パニック障害の方も強迫性障害と同様に，症状を具体的に伝えるだけで理解してもらいやすいです．さらにパニック障害の方に伝えるべきなのは「予期不安」です．パニック障害の辛さは発作そのものにもありますが，「また症状が起きたらどうしよう」という恐怖に本質があります．ですから予期不安について伝えることが大切です．また，「なぜ起こるのか」「ちゃんと治るのか」ということについてもしっかり伝えるほうがいいでしょう．未確定なわからないものに対する不安がパニック障害の本質であるからです．

　パニック障害については「本来不安でもないものに対して突然起こる不安」「原因ははっきりわかっていないが，セロトニンの不足が原因になっており，薬物はそれを補充する」「しっかり治る」ということを伝えていくと良いでしょう．特に大切なのは「いつまで治療を続けるのか」「薬をやめられるのか」です．

　これらも「予期不安」と関連しており，先の見込みは早めに伝えておくことが大切です．

　アテクシは，

　「薬を飲むことによって，普段の生活がだいぶ楽になると思います．しっかり治療せずに，低空飛行を続けるよりは，なるべく早く『ああ，元気なときはこうだった』という状態に持っていくことが大切です．

　その状態をなるべく維持した後で，もしいったん薬をやめてみたいのであればゆっくりやめていくこともあります．ただ再発のリスクもあるので，元気になったあとで再発のリスクがあっても減らしていきたいか，あるいはこのまま治療を続けていきたいか確認しましょう．

　治療をしなければもっと悪くなる可能性が高いので，治療を始めたために薬がやめられなくなるわけではありません」

　こんな感じで説明することが多いです．

■ 統合失調症

　統合失調症は，ずっと治療を継続していく必要があるので，まずその説明をイメージでわかりやすく伝える必要があります．患者さんがショックを受

けず，なおかつ病気の治療の必要性についてしっかり理解できるよう，たとえ話は大変有効だと思います．

　ただ，統合失調症の患者さんは，急性期は説明を避けるべきなので，症状が落ち着いたあとに話します．家族には前もってたとえ話をしておきます．たとえ話は，アテクシはゴムを使って説明することが多いです．たとえば，こんな感じです．

　「統合失調症の症状は輪ゴムが伸びている時の感覚に似ています．治療でゴムの伸びはとれるんですが，放置するとまたゴムが伸びてしまいます．何度もゴムをひっぱっているうちに，ゴムが縮まなくなってしまいます．治療もこれと似ていて，何度も悪化させると伸びたゴムのように前ほど戻らなくなってしまうのです．それは一番避けたいことで，急に悪化することはなるべく少なくしたいのです．治療をしっかり継続すれば，ゴムが伸びてしまうことは避けられるので，以前と同じ生活に社会生活ができます」

　ゴムをイメージさせることで，何度も同じ現象を繰り返してはいけないんだということが理解できるようになります．

　また，患者さんのショックを和らげ，治療の継続性を説くには慢性の内科疾患のたとえもいいと思います．たとえば，高血圧や糖尿病などです．

　「確かにずっと治療しなければいけないと考えると大変ですが，糖尿病や高血圧と似たようなものですよ．血糖値や血圧も，正常の範囲から大きく逸脱すると大きな病気につながったりします．だからお薬を飲んで適正な範囲で生活できるようにするのです．そのために治療の継続が必要です．精神科の疾患というとショックもあるかもしれませんが，脳が疲れやすいので，適切な範囲で脳が機能するようにお薬で調整をするんですよ」

　精神科で治療をずっと続けなければいけないと思うとショックに感じやすいのですが，内服治療でコンディションを適正に保つという意味では内科と変わりありません．

　正しい治療法を伝えるだけでなく，「患者さんが治療を受け入れやすくする」工夫も主治医の仕事のうちです．

　それでは，第1章から実際の診療の流れで見ていきましょう．

第1章
予診の心得

● 予診を学ぶ

　研修などで精神科に足を踏み込んだときに，まずは徹底的にとらされるのが予診です．予診というものは初診を受ける前に必要な情報を一通り聞いてカルテをまとめてもらうものです．予診には大きく2つの意味合いがあります．

　1つは教育的目的．先ほどから出てきている精神科治療の「型」を学ぶ目的です．診察は医師でなければできませんが，予診はどんな立場でも行うことができます．予診を通して，そして担当医の初診までを見ることによって，診断や治療方針の流れを身につけるのです．

　もう1つは初診者への情報提供です．予診のカルテを読むだけで，患者さんの雰囲気や症状の可能性を思い浮かべ，選択肢を絞る．ここまでできるのが理想です．熟達した診察者は，予診だけである程度の診断ができています．

　予診の理想ですが，基本は「誰が読んでもわかりやすい」です．過度な情報はいらず，過小すぎるのも良くありません．イメージとしては，初診者に絵を描いてもらうとしたら，予診ではデッサンを作ります．

　デッサンにおいて何が大事でしょうか？　それは大まかな物事のアウトラインです．人物を描くのなら，頭はどこにあるのか，肩，腰，肘，膝，足の向きはどちらを描いているのか，体の軸はどこか，そういったところをとらえるのがデッサンです．

　ではここから，予診の実践について考えていきましょう．予診は長くても

　　　　　JCOPY 498-22924

30 分でまとめ上げるつもりでいきましょう．カルテの整理に 10 分かけるとして，20 分で見ていきます．

　長すぎる予診は患者さんを疲れさせてしまいます．ただでさえ患者さんは精神的に疲れているところを混雑や長い待ち時間という困難を乗り越え，やっと予診までたどりついたのです．新しい人間に会うだけでも疲れるのに，長い予診は拷問のようなものです．このあとさらに患者さんは待合室で待たされ，やっと初診になるのですから．また長い予診に限って要領を得ず，読んでいてもちっとも患者さんの様子が頭に描けないものが多いのです．

　では項目別にみていきます．予診ももの本を見ると多くのことが書かれていますので，ここではアテクシが診察をする際に「これだけは聞いておいてほしい」というミニマムなことについて述べます．

　　主訴：

　　現病歴：

　　睡眠：

　　食欲：

　　身体既往歴：

　　精神科既往歴：

　　精神科家族歴：

　　妊娠の可能性，授乳中かどうか．

　　普段の生活での運転の有無．

　　アルコール，タバコ，嗜好品はないか．

　　発達の遅れや発達障害の可能性について特に指摘されたことはないか．

■ 主訴

　この項目で大切なことは「診断を交えない」ことです．よく「うつ症状」「感情の起伏」「衝動性」などと症状や場合によっては病名でまとめて書いてしまう人がいますが，それは，診察で行うべきことです．

　　予診としての質は下がりますし，極力やめておきましょう．本人の言葉で

「原文ママ」のほうがよいとアテクシは思います．

　例えば，うつ病を発症したAさん．Aさんは頭痛や肩こり，めまい，動悸などが同時に出現し内科でも異常が見られず受診しました．

　予診者がこれを「心気症」と主訴に書いたとします．初診者は（これをそのまま鵜呑みにする人はいないと思いますが）それを心気症あるいは身体表現性障害の軸で見てしまうかもしれません．

　また様々な身体的な訴えのことを「不定愁訴」といいますが，予診で「不定愁訴」と表現してしまうのは望ましくありません．不定愁訴という言葉には「身体に異常がないが，多訴的になっている人」というニュアンスが出てくるからです．

　一番望ましい主訴の書き方としては，「頭痛，肩こり，めまい，動悸などが続いて辛い」です．多少不格好に見えますが，患者さんの困っていることをママで表現するのが一番いいです．

　また多くの症状を羅列的に述べたり，話がまとまりにくい患者さんもいます．聞き方としては「今日は一番何がお困りでいらっしゃったのですか？」とズバリ聞くようにしてください．

　そこで出てきた最初の言葉を主訴として出します．なかには何かを伝えたあと「えーと，そういえば」などとどんどんずれていく方もいるのですが，そこは入れない方がいいです．現病歴で捕捉するようにしてください．

■ 現病歴

　ここは一番予診に慣れているかどうかが現れる部分です．慣れていないと話がそれていっても修正できず，自分でも何を聞いたらいいのかわからず，森に迷い込みます．予診を取らせて1時間たっても2時間たっても終わらない人のほとんどはここでつまづいています．

　コツとしては，主訴を1フレーズでまとめること．そして，その1フレーズの「困りごと」がいつ誕生して成長し，現在に至ったのかをまとめるのです．

　先ほどのAさんのケースで見ていくとしましょう．まずは先に聞き出した主訴を見てください．

「頭痛，肩こり，めまい，動悸などが続いて辛い」ですよね．ではこの主訴を1つの人格と捉えて，いつ誕生して，どのように成長し，現在に至るのか聞き出してまとめればいいのです．

この「主訴」の誕生から現在までを追うという流れをちゃんと捉えていれば森に迷うことはないと思います．

Aさんの場合だと，

「1カ月前から，頭痛，肩こり，めまい，動悸などの症状が次々と出現するようになった．これらの症状は強くなったり弱くなったりを繰り返しながらだんだんとひどくなってきた．内科で診察を受け，血液検査，心電図，心エコーもとってもらったが特に大きな異常は見つからず，精神科受診を勧められたため当院を受診した」

というのが大まかな現病歴となります．これ以上細かく聞いていってもいいですが，それは時間と相談しながら，この大まかな文章の構造を壊さないように現病歴を作り上げていくのがいいでしょう．

まずここまでを作り上げて，時間があれば詳細を聞いていくのがいいと思います．たとえば

- 1カ月前に何かきっかけになるようなことがあったのか．
- 他に気になる症状もあったのか．
- 頭痛や肩こりめまい動悸はどんな感じでおきるのか，同時に出現するのか，何かすれば改善するのか．
- こんな症状は以前もあったのか．
- 今後どうしていきたいか（治療に対する希望）

そのあたりも聞いて膨らませてみましょう．するとこんな感じになりました．

「3カ月前から，同僚が他の部署に異動になり現場の人間が1人減った．自分の業務量が増え，以前は残業はほぼなかったのだが，毎日夜9時ぐらいまで残業するようになった．仕事自体は特に苦痛に思わずこなせていたつもりだったが，1カ月前から肩こり，頭痛がひどくなり，近院の整形外科を受診．特に異常はないといわれ，ロキソニンと湿布で様子を見ていた．多少症状は軽くなったが，頻度や回数は増えていった．

またそれから1週間後，仕事中に急に動悸とめまいが出現し，気分悪くなってしばらく休んでいた．5分程度で収まってきたが，その後も時折動悸やめまいが出現するようになった．1カ月前からはなんとなく頭が回らず，仕事にいってもぼーっとしていることが多い．

先週これらの症状を訴え，内科を受診．血液検査，心電図，心エコーまでやってもらったが，大きな異常はなかった．内科の担当医から精神科の受診を勧められ，本日受診することにした．

症状を改善し，以前のように仕事がうまくできるようになりたいと思っている」

いかがでしょうか？ ここまでくるとだいぶ情報量が増えますね．疾患の絞り込みもしやすくなっています．

■ 睡眠

睡眠の状況は個別に聞く項目では重要性の高いものとなっています．睡眠がしっかりとれない状態は精神症状の急速な悪化を招きます．そのためしっかりしつこいぐらいに聞いておきましょう．ただ不眠の症状を早朝覚醒，中途覚醒などと医学的な言葉にまとめてしまうのは良くありません．

早朝覚醒，中途覚醒，就眠困難など「不眠の型」を意識しつつ，本人の言葉で聞き出していくのがよいと思います．

悪い例: 就眠困難，中途覚醒

良い例:「寝つきがもともと時間がかかるが，さらにかかる時が増えてきた．まったく寝付けないわけではない．また寝付いても2，3時間で目が覚め，1晩で2回は目が覚める．いったん起きた後すぐ眠れる場合と，そうじゃない場合がある．朝起きた後なんとなく夢を覚えていて浅い感じがある」

言葉にまとめてしまうと漏れてくる症状が，本人の言葉のままで表現することによって初診者に伝わります．予診では予診者の「診断」を交えないが，ただ診断を念頭に適切な材料を提供するという姿勢が大切です．

■ 食欲

こちらも睡眠の状態同様,「本人の言葉」でまとめていくことが大切です.

悪い例: 食欲減退

良い例: もともと3食しっかり食べているわけではなかったが, この3週間ぐらいうっかり食べ忘れることが増えてきている. また食べる気にならず, 抜くこともある. 体重はこの3週間で3, 4キロは低下している.

■ 身体既往歴

次に身体既往歴についてみていきます. これは大変重要な項目なのですが, 項目が多いため把握しきれないことも多いと思います. また高齢者になると, 内服薬が多すぎて自分の疾患を把握していないことも多くあります. まずはお薬手帳を見せてもらい, 処方薬にしたがって既往を聞いていくのがいいでしょう.

また「特に何もない」と言われたとしても, 重要な疾患については個別に確認したほうがいいです. What で聞いて何もないといわれても, Yes/No で聞くと疾患が出てくることもあるからです. 特に精神科で処方する薬との飲み合わせに禁忌などの影響のある糖尿病, パーキンソン病, 不整脈, 甲状腺機能異常, 緑内障については個別に聞くといいでしょう.

あとは薬にステロイド剤が出ていないかどうか, また内服していなくてもステロイドの注射を受けているケースがあるのでそれも要確認です.

また薬物歴として要注意なのは「他科で処方されている精神・神経領域の薬物」です. 精神科は初めてといってもすでに内科で睡眠薬や抗不安薬が長期にわたって出ているケースがよくあります.

またこういった薬物は, 現在精神科ではあまり処方されないようなものが処方されているケースがあるので要注意です. さらに整形外科で痛み止めとして抗不安薬, 抗うつ薬が処方されているケースも多々あります.

■ 精神科既往歴

精神科既往歴は, とても大事な情報です. しかし患者さんによっては, 精神科既往歴についてあまり語りたがらないケースも多く, 一歩踏み込んで聞

いたほうがいいと思います．また，過去の通院が，今の症状とつながっているのか，あるいはいったん治ったのか，そのあたりも見ていきましょう．

　患者さんによっては，今も他院に通院中の場合もあります．決して責めるのではなく，正確な情報を得たいという観点から，気さくに聞くようにしてください．

　ただ，既往の長い人だと話をまとめるのに時間がかかりすぎてしまいます．さらっと箇条書きでまとめられる程度でいいでしょう．

■ 精神科家族歴

　「血のつながった方で精神科に通院されていた方はいますか」この聞き方がベストです．家族であっても直接の血のつながりがない夫婦の通院歴などは，あまり必要のない情報です．統合失調症，うつ病，躁うつ病の既往が血縁にいる場合，また血縁内に自殺で亡くなった方がいる場合は，注意深く診察していく必要があります．

　多少聞きにくい話ではありますが，治療上重要な情報なので，聞けそうなら聞くようにしてください．

■ 妊娠の可能性，授乳中かどうか

　これは妊娠出産可能な年齢の女性であれば必ず聞いてください．本人が特に意識をせず，患者さんからこういった情報を伝えてくれないことがあります．たとえ不眠症であっても妊娠中，授乳中であれば薬物治療の選択肢はだいぶ少なくなります．また，薬物治療を行わざるを得ない場合でも，リスクと本人の治療意識をしっかり確認，いわゆるインフォームドコンセントを念入りに行わなければなりません．

　聞き方としてはさらっと聞けば大丈夫です．ですが，若い女性で親が同伴している場合などは本人だけにして確認するほうがいいと思います．

■ 普段の生活で運転をするかどうか

　これはしっかり確認しておきたい項目です．精神科の薬物では運転させてはいけない内服薬というのが数多く存在します．こういった処方薬を使うと

きは，万が一何かあったときのために運転はしてはいけないとしっかり本人に伝える必要があります．あるいは，運転できる薬のみの選択となります．

また運転に従事する仕事を行っている場合，運転禁止の処方薬を内服していることを理由として，復職を断られることもあります．知らないうちに運転してはいけない薬を飲んでいたということがないよう，しっかり聞いておく必要があるでしょう．

■ アルコール，タバコ，嗜好品はないか

アルコール摂取についてはしっかり確認すべきです．アルコール依存のある方ほど，それを言おうとしないため，こちらから「どれぐらい飲んでいますか」と聞き出すようにします．アルコール依存のある方はアルコールの摂取自体を「恥」と考えているフシがあり，それゆえに過少に表現しがちです．

「お酒お好きですね」といったように，雑談のように，責めるニュアンスは含めずに聞くことがポイントです．またアルコール依存があるかどうかで，同じうつ病であっても解釈，予後が変わってきます．アルコール臭や酒さ様容貌についても見落とさないようにしましょう．

過去の経歴から疑われる場合には，シンナーや薬物についても聞いておいたほうがいいでしょう．ただこの辺りを下手に聞き出すと，初診のラポール形成に悪影響を与える可能性があるので，ここは無理しなくていいです．

重要性はやや劣りますが，タバコの摂取についても忘れずに確認しておきましょう．

■ 発達の遅れや発達障害の可能性について特に指摘されたことはないか

これは母親が同伴している時は母親に聞いた方がいいです．本人が発達の遅れについて把握しているケースはあまりありません．

第2章
初診の心得

● 初診を学ぶ

　初診の進め方には，各々のやり方がありますが，アテクシは5つの「技術」をベースに行っています．これは意識的に作ったのではなく，多くの臨床をこなすなかで自然とでき上がってきたものです．

　その技術は「読む」「視る」「聞く」「決める」「伝える」の5つです．

● 「読む」

　読むというのは予診を読むという意味です．良質な予診は，患者さんの正確なプロフィールです．このプロフィールを読みこむことでまず患者さん像，病気の可能性を絞り込んでいくのです．しっかり読み込むことで，患者さんを呼び入れる前からある程度診断の予測ができているぐらいが望ましいです．上手くできるようになると患者さんを診るときには，「読んでいた診断予想を確認する」という作業になると思います．

● 「視る」

　視るというのは患者さんの「視診」です．皮膚科と同じように，精神科にも視て診断する，視診という要素が大切だとアテクシは思っています．しかし，実際の臨床でこの「視る」ということについてはあまり教えてもらう機会がないのではないでしょうか？　しかし，「視る」は「診る」にもつなが

 JCOPY 498-22924

り，診察の上で一番大切なものの1つであるとアテクシは思っています．

「視る」ことを教育される機会が少ないのは，言語化しにくい領域を含むからだと思っています．多くの患者さんを診させていただくと，共通の疾患に共通の表情，仕草というのがあるのがわかってきます．言葉による問診だけにとらわれて「視る」ことをしないと，大きな見立てがずれてくることもあるのです．

「視る」技術を身に着けるには，見立ての上手い先生の診察をたくさん見ることです．正確な診断をされた数多くの症例を見ることです．基本的な見るポイントとしては，

- 仕草：ボディランゲージが豊富かどうか，落ち着きがあるかないか，イライラした仕草がないかどうか，オーバーなリアクションがないかどうか，チックや癖がないか，こういった点を見ていきます．
- 表情：表情が豊かかどうか，顔はどちらを向いているか，表情が場面に沿っているか，こういった点も大切なポイントです．
- 視線：視線がどこを向いているか，目が合うかどうか，あるいは凝視していないかどうか．
- 声：声が大きいか小さいか，急に大きくなったりしないか，言葉が多いか少ないか，奇声を発することはないか．
- 衣服，化粧：身なりは整っているか，化粧はされているかどうか，あるいは化粧に違和感がないかどうか．服装はどんなものか．

といったところですが，他にも特殊な「視る」ポイントがあるのでそれについてもみていきましょう．

■ プレコックス感

最近はあまり聞くことのない言葉ですが，アテクシは大切な考え方だと思っています．プレコックス感とは1941年にオランダのリュムケという医師が考え出した概念とされており，統合失調症に特徴的な，観察者に起こる言いようのない特徴的な感情（感覚）とされています．

こういう言い方だと何がなんだかよくわかりませんが，統合失調症の患者さんに観察される，独特の雰囲気です．これは言葉で説明するのが難しく，

2章　初診の心得　● *27*

昔はベテランの先生に「この感じがプレコックス感だよ」というように伝えられたものです.

　あえてこの感覚を分解して表現するならば，目つきや表情の作り方にどことなく不自然な硬さがあり，違和感を覚えるような感じといいましょうか.「硬さ」という表現もなかなか曖昧なものなのですが，普段のやりとりのなかで人間は様々な表情を見せるわけですが，その表情が豊かで場面に合わせて良く調整されていると「柔らかい表情」と表現し，そうでない場合を「硬い」と表現するわけです.

　このように言葉で説明すれば説明するほど遠ざかり，「これがそういうものだよ」と多くを見ていけば「これがこの疾患に独特のものなのか」と理解できる.これは精神科医にとって必要な技量がまさに「視る」ことだということを示しています.

　これはある意味大変主観的な技法で，医学と名の付くジャンルにこのような大変主観的な，職人の感覚というものがいまだに有効である，それどころか本質的なものであるということをアテクシは知り，逆に精神医学というものの奥深さを感じたものです.

　そして経験を重ねるうちに，統合失調症におけるプレコックス感だけでなく，うつ病にはうつ病の，躁うつ病には躁うつ病の，自閉スペクトラム症には自閉スペクトラム症の，ADHDにはADHDの「感」があるということもわかるようになってきました.

　これは主観的なものであり，時には批判されることもあるでしょう.そして，そういう性質のものであるがゆえに，体系知として広めていくのが困難なものでもあります.

　しかし，アテクシはこれは大変大切なもので，この感覚がしっかりしているかどうかが，精神疾患の見立ての良し悪しにつながるものだと感じています.

　ただこの「感」はアテクシの考えであって，一般的に認められたものではないということにはご留意ください.

▌「うつ病」の「感」と躁うつ病の「感」

　うつ病と躁うつ病のうつ状態は鑑別がつきにくいものとして有名です.躁

 JCOPY 498-22924

うつ病のうつ状態はうつ病と基本的には区別ができないものであるとされているからです．治療経過のうちにうつ病として治療を開始したものが，躁状態を呈する，あるいは過去の既往を聞いたときに躁状態が存在することで診断しうるといわれています．

しかし，アテクシは経験上，ごくわずかな違いではありますが，うつ病と躁うつ病のうつ状態の「感」が異なることを感じています．躁うつ病のうつ状態の場合，診察している間にも感情の起伏，うつ症状の抑圧された状態が動きを見せるような「感」があります．

症状の深刻さも診察の間に変動するため，うつ病の感に比べると若干の表情の柔らかさや，動きのある雰囲気を出してくるのです．一方でうつ病「感」は非常に硬く，思考の抑制が感じられ，躁うつ病のうつ状態に比べると動かない雰囲気「静」の雰囲気があります．

ADHD の「感」

ADHD も自閉スペクトラム症も発達障害の一部ではありますが，「感」はだいぶ異なります．ただ診断上は自閉スペクトラム症のみのもの，自閉スペクトラム症と ADHD の特徴を兼ね備えるもの，ADHD のみのものがありますが，「感」という観点からは ADHD だけの特徴を兼ね備えるもの，自閉スペクトラム症の特徴を含むもの，この 2 つで分かれるように感じています．

ADHD の「感」は落ち着きのなさ，無邪気さ，愛想の良さ，表情がめまぐるしく変わる感じです．同じ発達障害の 1 つである自閉スペクトラム症に比べると，反応が速く，誰にでも話しかけ，コミュケーション能力は高く感じます．これが自閉スペクトラム症との大きな違いです．

全体としては屈託がなく，愛嬌があり，コミュケーション，身振り手振り，表情の動きが豊かに感じます．違和感を感じるポイントとしては注意がそれやすいことと，動きが人より速く感じるところです．

ADHD の特徴に加えて自閉スペクトラム症の特徴もある場合，自閉スペクトラム症の「感」が強く出ることが多いように思います．自閉スペクトラム症の「感」としては表情があまり変わらないこと，喜怒哀楽がはっきりせず「静」な感じであることです．視線が動かないのも特徴的です．また距離

感が近く，そのことにこちらが多少驚いても気が付かないことがあります．

 ## 「聞く」

　聞くというのは，一般的に診察の中心部分だとされています．しかし，ア
テクシはこの「聞く」にとらわれ過ぎるのは危険だと思っています．確かに
操作的診断基準というのは「○○という症状が○○以上続くこと」というよ
うに，誰が診断しても診断のブレが少ないように作られています．それはそ
れでいいのですが，そこだけに捉われると肝心な「視る」ことを忘れてしま
うことがあります．

　予診を「読」み，選択肢を絞り，患者さんを「視」て選択肢をさらに絞
り，その結果に矛盾する点はないか，間違いないかを確認するために患者さ
ん本人に状態を「聞く」．こういう流れで話を聞けば，診断がおかしなとこ
ろにずれていかないでしょう．

　一番よくない方法は，また1から予診で聞いたように聞いていくことで
す．患者さんにして見れば「同じ話を別の人に何度も話す羽目になった」と
捉えられることもあります．

　精神的に消耗し，個人的に言いにくいことを患者さんはすでに一生懸命伝
えています．また同じことを聞くのはある意味失礼です．実際その時点で，
ラポールが形成されなくなる可能性だってあるのです．

 ## 「決める」

　ここまで来たら，「読む」「視る」「聞く」これらすべての情報を統合して，
診断を決めます．もしこの時点でわからない，決められない点があるのな
ら，何が原因でどこまでわからないのかを決めます．その上で治療方針を決
めます．ここで決めるのは治療方針だけではありません．できること，でき
ないこと，この患者さんを治療する上での枠組み，原則も決めます．

　診断を決めることも大切ですが，精神科においては治療の反応性やその後
の経過によって診断が変わっていくこともよくあります．

しっかり診断を決めることより，治療の方向性や軸を決めることを主眼に置くべきです．

 ## 「伝える」

決めたことを伝えます．伝えるときはそのまま包み隠さず伝えること．「本人にはあえて言わない」ということは基本必要ありません．「何か知ってるけど言わない」というのは患者さんに伝わります．それでは信用してもらえません．医学的に適切であれば正直すぎるぐらいでよいのです．

「言ってもわからないだろう」と思うのは，医者の甘えでもあるとアテクシは思っています．「わかるように伝える」のは医者の役目です．伝え方についてはまた後程詳しく述べていきたいと思います．

そしてある程度伝えきったら

「他にわからなかったことはありませんか」

「聞いておきたいことはありませんか」

と確認を入れることで終了です．今までの「読む」「視る」「聞く」「決める」「伝える」がしっかりできていれば，患者さんは満足しています．さらに念を押して患者さんの意見を聞く機会を設けることで，誠意ある治療環境を作ります．

 ## 実際の初診ライブ

では実際にアテクシの診察を覗いていただきましょう．

■ 症例 1
▌ 予診データ
主訴：「上司のパワハラで仕事に行く気力が起きない」
年齢性別：22 歳，女性
現病歴：成績は中．地元の文系大学を卒業．特に浪人，留年は経験せず．就職活動も特に問題はなく，現在の中規模の会社の事務職として採用．2 カ

月間は研修を受けていた．研修後最初に配属された直属の上司が暴言が多く，強い態度で叱責する．残業も多く，1 カ月は我慢していたが，だんだん気力がなくなってきた．自分でネットで調べ，「うつ病じゃないか」と思って受診した．精神科は初めてである．

睡眠：仕事の前日になると寝つきが悪い．目覚ましより1時間程度早く起きることもある．

食欲：研修終了後からやや落ちているが，体重の減少はない．

既往歴：特筆なし

家族歴：特筆なし．現在両親と姉（25歳）と暮らしている．

■「読む」

　まず予診を読みましょう．一番大切なポイントは主訴です．主訴というのは「本人がどう困っているか」ということです．これは患者さん本人の言葉で語られなければなりません．もしここに「抑うつ状態」「うつ症状」などと書かれていれば，あまり良い予診ではありません．この場合は，改めて本人の言葉で聞きなおすことにしましょう．

　今回のケースでは本人の言葉ですからこれで問題ないですね．

　では主訴から，背景にありうるものについて考えていくとしましょう．気力が起きない原因はいくつか考えられます．うつ病，適応障害，躁うつ病，統合失調症．あるいは正常．このあたりを鑑別すべきでしょう．摂食障害や依存症などでも気力が起きなくなりますが，その場合は「一番困っていること」が，「食事が食べられない」「飲酒がひどくなってきている」など，別の症状になってくることが多いと思います．ただ，前面に本当の主訴が出てこないケースもあるので，一応念頭に置くぐらいにしておきましょう．

　この方の予診で引っかかるのは「パワハラ」という言葉です．パワハラという言葉自体に「相手が悪い」という他責の意味が込められています．他責的なパーソナリティが隠れていないか見ていく必要があるかもしれません．

　次に年齢性別を見ていきます．若い女性ですから，生理に伴う月経前症候群などの可能性も考えておきましょう．またうつ病は若年者では一般的に可能性が低くなります．うつ病は過労から起こることが多いのですが，若年者の場合は，たいてい社会人としての厳しさに直面して症状が起きる可能性が高いからです．うつ病なのか，適応障害なのか，あるいは悩みの範疇である

可能性も考えておいたほうが良いでしょう．

　次に現病歴を見ていくと，浪人や留年の経験もなく卒後すぐの新社会人であることがわかります．この状況で，過労である可能性は多くはないと思うので，適応障害か悩みの可能性は高そうですね．しかし，ブラックな企業にいきなり放り込まれた場合などは新社会人でも十分うつ病になりえますからあくまで「可能性」として覚えておきましょう．

　次に気になる点としては「ネットで調べて」ですね．最近多くみられるキーワードです．ここからは「不安が強い」「ある程度脳の機能は保たれている」「警戒心が強く，コンプライアンスが悪い可能性（医師の指示した通りに内服しない）がある」といったことを考えていくべきでしょう．

　次に睡眠を見ていきましょう．症状の緊急性は不眠に出ます．ただ「寝つきが悪い」という状況はもともとの体質，翌日に控えたイベント，寝る前にくよくよ考える癖があるなどの理由で頻繁に発生します．ですから寝つきが悪いだけで問題と考えるのではなく，寝つきが悪い状態がどれぐらい続いているのかが問題です．おおむね3日間，寝つきに2時間以上かかるときは睡眠薬を考慮してもいいとアテクシは考えています．

　また実際の寝つきの悪さについても確認すべきです．人によっては「普段は即寝つけるのに最近は30分かかる」という場合でも「寝つきが悪い」と表現するケースがあるからです．

　またうつ病など疾患による不眠の場合，寝つきよりは度重なる中途覚醒や早朝覚醒に現れます．この場合も緊急性が高いと判断します．睡眠の悪化は放置すると精神症状がみるみる悪化するので，早めに対応すべきです．

　時折「まったく眠れていない」という訴えもあります．この場合は，訴えの背景の分析が必要です．「まったく眠れていない」ということは通常は考えられず，本人がそう感じているだけで実際にはもっと眠れている可能性が高いからです．

　次に食欲です．食欲の低下は睡眠状況とともに確認する基本事項ですが，睡眠より緊急性は若干劣ります．食欲がない状態が続いても，著しい体重減少がなければほぼ問題はありません．続いて体重の変動についても確認してください．

また睡眠と食欲は減るだけではありません．過食や過眠についても確認しましょう．これらの特徴がある場合は，気分の波の有無，躁うつ病の可能性を疑った方がよいでしょう．

　既往歴は，処方できる薬の選択，鑑別に影響します．糖尿病，膠原病，現在飲んでいる薬物の影響，婦人科での加療歴，内分泌疾患，神経変性疾患などを確認してください．これらは1つ1つ確認しないと患者さんの口から出てこない可能性があります．「大きな病気はありますか？」より「普段から飲んでいる薬はありますか」「他科に定期的に通院していますか」という聞き方の方が聞き洩らしが少ないです．

　家族の精神科通院歴もしっかり見ておく必要があります．ただこの項目はなかなか患者さんが言いたがらず「特にないです」と言われることが多いです．また，精神科の疾患という認識をしておらず，よくよく聞けば発達障害や知的障害とすでに診断を受けている場合があるので個別に確認したほうがいいです．

　特に身内の自殺歴がある場合は注意が必要です．本人の症状が最初は軽くても，急に悪化する可能性があるからです．

　これらの点からこの患者さんを読むと，

　「ほぼ挫折のない健康な女性．おそらく大きく怒られたりしたことはなく，社会人経験は初めて．あらかた悩みか適応障害．まれにうつ病．チェックポイントは表情，応答性，身なり，服装．脳の機能が落ちているかどうか．現病歴を読む限りでは他責的な傾向がやや強いし，脳の機能は落ちていない」といった辺りまで読めていれば大丈夫だと思います．

▊「視る」

　さて次に見ていきましょう．患者さんを呼び入れたときから，「視る」は始まります．呼び入れたときにノックをするか，頭を下げるか，マスクや帽子をとるかとらないか．挨拶をするか．挨拶の言葉や丁寧さはどうか．こういったところからも本人のキャラクターや，社会への適応度，教育歴などが見えてくるからです．

　Aさんはしっかりノックもされた上で「失礼します」という言葉もありました．声ははきはきして聞き取りやすく，社会適応の良さを感じさせま

す．一方でやや声が大きく速く話しがちで，緊張感も感じられます．服装
は，なんとスーツでした．仕事帰りかもしれません．

　全体的にはハキハキした印象で，主訴の「気力のなさ」はあまり感じさせ
ません．

　服装と仕草を見た後は，表情を見ます．表情はかなり重要なポイントで
す．Ａさんの場合は，「うつ病かどうか」というポイントが大切です．うつ
病がある程度進行すると「仮面様顔貌」が見られます．うつろであまり表情
の変化が見られない状態です．ただここまで見られるときは応答性も悪く，
あまり言葉を発せない場合が多いです．また，瞳が泣いた後のように赤くう
るむこともあります．目のあたりが黒ずんだように見えることもあります．
この女性は特にそういったことはなく，むしろ表情豊かでした．

　この女性を「視る」と，入った瞬間から年齢相応の快活な印象．表情は明
るく，化粧も不自然さはない．こちらからあまり話しかけなくても話すが，
話し過ぎることはない印象．しかし少し憤りを感じているようで，友のよう
に「聞いてほしい」という印象は見受けられる．

　表情や仕草，身なりから，うつ病とは考えにくい．
というところまで見えてきます．

▊「聞く」

　「読む」と「視る」である程度絞り込んだことを聞いていきます．先ほど
も述べたように，アテクシの診察において「聞く」はメインの方法ではな
く，確認です．ここで「聞く」のはうつ病というより適応障害というべきか
どうか，あるいは悩みの範疇なのかということを症状を聞いて確認していき
ます．そして，本人がこの場で何を望んでいるのかも聞いていく必要がある
でしょう．

　「聞く」ときにアテクシ方法はまずこう切り出すことが多いです．

　「一体何があったんですか？」

　相手の年齢やキャラクターによって若干聞き方を変えることもあります
が，基本はこの聞き方でいいでしょう．もし依存的な「話を聞いて聞いて」
といった雰囲気がある方でしたら，敬語を多くして若干形式ばった形にした
ほうがいいと思います．逆に緊張感の強い方でしたら，ざっくばらんに話を

進めていく方法がいいと思います.

　まず予診の主訴を読み直し，続いて「具体的にどんな状況だったんですか」とたたみかけていきます.　具体的にやってみましょう.

 アテクシ: 今日は，ええと「仕事をする気力がない」ってことですね.　一体何があったんですか？

Aさん: そうなんですよ.　すごく言い方がきつくて，私親にもあんな言われ方したことがなくって.　なんでここまで言われなきゃいけないんだろうって.

　先に予診で言ったことを読むように繰り返すことで，患者さんはそれをまた繰り返す必要はなくなります.　代わりに具体的な「事情」について話すようになります.　ここでは，Aさんがわりと多くを語るタイプの方のようなので，区切りがつくまで話させてみましょう.　語らせることで，本音やキャラクターが見えてくるからです.

 そうなんですね.　どんな言われ方をしたんです？

　今書類を整理するところから教えてもらってるんですけど，初めてだしマニュアルや研修にも書いてないことって多いんですよ.　なのにいきなり「なぜここちゃんと埋めてないの？　やる気あるの？」っていきなり言われちゃって.

　そうなんですね.　そういうきつい言い方すると萎えちゃいますよね.

ポイント　軽く患者さんの言葉を繰り返して軽く共感を示します.　距離をやや近くして親しみやすくし，ラポールを構築するためです.　ただ距離感を近くしすぎないように.

　Aさんは礼節の保たれている方なので良いのですが，馴れ馴れしさのある方の場合は，さらっと話をすすめたほうがいいでしょう.　距離感の主導権

はあくまで治療者である自分が握ってください.

 そうなんですよ. 本当にもう限界って頭にきてしまって.
実は休もうかと思っているんですがどうですか?

　本音が出てきました. 相手の事情を語らせた効果が出てきています. もう
ちょっとはっきり意図を確認しましょう.

 「どう」って言いますと?

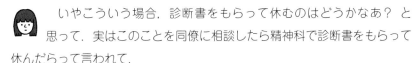 いやこういう場合, 診断書をもらって休むのはどうかなあ? と
思って. 実はこのことを同僚に相談したら精神科で診断書をもらって
休んだらって言われて.

　ここまででおそらくAさんは「職場の悩み」があり, これにより気力を
なくしていること.
　診断書をもらって休みたいというのが本人の希望であることがわかってき
ました.

▍「決める」

　今回のように, 患者さんから提案があったときは慎重になるべきところで
す. 本来診断書を書くかどうか「決める」のはあくまで治療者です. 患者さ
んから提案があったときに, 安易に受け入れると治療構造が壊れることがあ
ります.
　患者さんからの提案があったとしても, 「患者さんのために必要なことを
治療者が決める」この部分はフェアであるべきです.
　では, こうしたことを踏まえてAさんへの診断, 治療方針, 枠組み設定
を決めていきましょう.
　この方の場合, ほぼ悩みの範疇と考えていいでしょう. そうすると, スト
レスケアとしての精神療法, 本人が希望すれば認知行動療法などのカウンセ
リング, 薬物療法はなくても大丈夫ですが, 何かあったほうがといわれたと

きには漢方薬でいきましょう．休職は必要ないと考えられます．

　枠組み設定としては，休職は今は必要ないこと，その理由と，「最終的に医師の判断としてあなたのためにならない」ということを伝えるべきです．「そんな理由では休めない」と攻撃的なニュアンスになってはいけません．攻撃をするのは治療者の役割ではありません．

　この場合は，本人の健康度も保たれており，休んで回復する必要はなく安易に休ませると本人が復職しづらくなります．基本的に「初診で患者さんから休みの診断書を要望されたら，適応はない」と考えてもいいと思います．休職の診断書はあくまで医師から患者さんにストップをかけるためのものです．

　「決して患者さんに意地悪をしているわけでなく，適応がなく，患者さんの治療に有意義ではないので専門家としてできない」と説得することが大切です．一見難しいようですが，本人のためであることを誠実に説明すればわかってもらえることが多いです．

　患者さんの要望を断るというのは実は大きなチャンスでもあり，上手く切り抜ければ逆に大きな信頼関係を勝ち得る可能性もあるのです．

▌「伝える」

　さて，これらを踏まえた上で「伝え」ていきましょう．

　伝えるときのポイントは過去，現在，未来です．

　過去の経歴をまとめ，現在の診断を伝え，そしてこれからどうなっていくのかという未来を伝えます．この順番で伝えると患者さんに不安なく，必要な情報を伝えていくことができます．

　残念ながら，あなたの場合あまり休まない方がいいとアテクシは思いますよ．

　えっそうなんですか？　うつ病じゃないんですか？

　うつ病ではないとアテクシは思います．

どういったところからですか？

 うつ病というのは，脳を使い過ぎて，脳の機能が落ちた状態なんですよ．脳を使い過ぎたために，脳を動かすために必要な物質が一時的に不足してくるんです．だから足りない物質を補うために抗うつ薬を用いたり，自然に回復するまで休ませる必要があるんです．あなたの場合は，職場にストレスの元があって，職場に行くときに意欲が落ちているだけなんですよ．普段は元気ですし，気晴らしもできているので脳の機能は落ちていないんです．だから抗うつ薬も必要ないですし，脳の機能も落ちていないんで休ませる必要もありません．むしろ下手に休むと復職しづらくなりませんか？

 確かに．じゃあどうしたらいいんですか？

 環境を変えるか，自分が環境に慣れるかですよね．

 転職したほうがいいんですか？ それも考えているんですけど．

 ちょっと待ってください．あなたに起きている問題は，どの職場でも起きうるんですよ．考え方を変えて，うまく対応できるようにするのが一番いいかもしれませんね．
アテクシはあなたにならできそうな気がします．

 そうですか？

 そうですよ．就職までいろいろやってこれたあなたですから．今様々な勉強や試験，面接をクリアしてきたように，社会人として新たな課題が課せられているだけなんですよ．きっとできると思います．

 でもどうしたらいいですか？

 まず，あなたは元気ですし，十分今の状況をやり繰りできると思いますよ．その先輩のパワハラによって，あなたが仕事に行かなくなったら，先輩の意図通りになってしまって逆に悔しいという考え方もできます

よ.

あっ.

へこたれないところを見せるのもアリです. 直接仕事に影響がない限り, 多少無神経なキャラになりきって, いろいろ聞いてしぶとく食い下がってみるのはどうでしょうか?

そうですね. できるかどうかわからないですけど, ちょっとやってみます.

もしあなたに 病名を付けるとしたら, 適応障害に入るかどうかというところです.

適応障害ですか? うつ病とは違うんですか?

はい, 症状は似ていますが対応が違います. うつ病は脳を使い過ぎて脳の機能が落ちた状態. 適応障害は環境にストレスがあってうまく適応できない状態です. この場合は脳の機能が落ちていませんから, 休日や家にいるときは元気です.

あっ, 私は確かにそっちですね.

ストレスから離れるか, ストレスに慣れるかが根本的な治療です. 脳の機能は落ちていないので抗うつ薬はむしろ必要ないですよ. さっき言った考え方と, もしよければ少し気持ちのモヤモヤが晴れやすい漢方薬という方法もあります. お守り程度に飲んでみますか?

飲んでみます.

とりあえず1週間様子をみてください. もし内服して何か問題があれば遠慮なく聞いてください. これは漢方薬ですので, 飲みづらければ内服中断してもいいです.
これで診察は終わりになりますが, 聞いておきたいことはありますか?

大丈夫です. ありがとうございます.

最初は念のため1週間後で見させてください．安定してきたらもっと間隔をあけることはできます．

　　わかりました．

　2回目の再診ですが，アテクシはどんな方でも基本は，1週間後に来てもらうことにしています．安定していても，自分のアドバイスの結果どうなったかを見ておくことは大切です．

　またこまめに設定することで，患者さんは「しっかり診てくれている」という安心感を得ることができます．

～1週間後～

　　あっ，すっかり良くなりましたね．

ポイント　ここで裏技を使っています．裏技とは「話を聞く前に表情で状態を当てる」です．人間は聞かれる前に当てられると驚くものです．状態がいいか悪いかぐらいは表情をみればわかることですが，信頼関係を作り上げるときに大変効果的です．自信がなければ「前回より良くなったか悪くなったか」を判断し，患者さんに確認をとって練習してみてください．

　　えっ，わかりますか？

　　もちろん．まるで違いますよ．明るい顔になっています．お薬は飲んでいますか？

　　最初の3日間だけ飲んでみました．

　　効果どうでした？

ポイント　本当は医師の指示通り飲まなかった場合は注意した方がいいのですが，今回は漢方薬だけの処方ですので，あえて注意せずに状態がよくなったことだけを褒めています．

おそらく短期間の受診で，症状も悪化しないだろうことを考えての対応です．ずっと治療が必要な病気だったり，医師の指示を守ることが不可欠な重症の場合はしっかり指示を守るように説明する必要があります．

 会社での状況はあんまり変わってないんですけど，先生の言葉を聞いて「開き直ってやろう」と思ったら平気になりました．ありがとうございます．

 さすがですね！

 これも先生のおかげです．

 全然アテクシは何もしてませんよ．今後も状態だけでも確認の診察入れた方がいいですか？

 いいえ，もう大丈夫だと思います．いったんこれで様子を見ます．先生ありがとうございました．

 お大事に．

▍考察

この症例でアテクシが伝えたいことは，見立ての重要性と方針です．同じAさんでも悪い例というのも想定してみたいと思います．ちょっとお遊びとして，ここで悪い例の医師としてDomy先生に登場していただきましょう．

 Domy：仕事に行くと気力がなくなるんですね．

 はい．

 （予診の繰り返し）以下略．

さっきも若い先生に同じ話したんですけど.

ああそうですか. あなたはうつ病ですね.

やっぱりそうなんですか. 休んだ方がいいって同僚が言ってたんですけど.

いいですよ. 診断書書きましょうか. 期間はどれぐらいがいいですか.

もう先輩の顔見たくないんで, なるべく長い方がいいです.

３カ月書いておきます. あとうつの薬と, 安定剤と睡眠薬出すので飲んでください.

はい.

　この結果無駄に休むことになり, 場合によっては復帰しづらくなります. 眠れているのに睡眠薬や安定剤を出す必要はありませんし, むしろ薬物依存のリスクもあります. 抗うつ薬も効果は発揮しないでしょう.

　2回で済む診察が, 数カ月以上もかかり, 無駄な薬物が処方されます. 実際にこういう治療が必要な方もいます. しかしAさんには必要ありません. 残念ながらDomy先生のような先生は時々います.

　しっかり「読む」「視る」「聞く」「決める」「伝える」これによって無駄な医療を減らすことができます.

■ 症例2

▎ 予診データ

▎**主訴**: 最近頭痛や体のだるさがひどい. 頭が働かない.

年齢性別: 43歳, 男性

現病歴: 大学卒業後, 今の会社に就職. 今年に入り昇進. 多忙になり, 責任も重くなった. 業務はなんとかこなしていたが, 2カ月ほど前から頭痛やだるさを感じるようになった.

内科で一通り検査をしてもらったが特に異常はない．しかし症状はだんだんとひどくなり，頭が働かない感覚が起きるようになってきた．仕事のスピードが著しく落ち，内科でも「一度精神科を受診したらどうか」と言われたため受診．精神科は初めてである．

睡眠：寝つきは以前より悪くなっている．2，3時間で起きてしまいそこからなかなか寝つけない．

食欲：ほぼないが無理やり食べている．それでもこの2カ月で3kgは落ちている．

既往歴：胃潰瘍

家族歴：いとこ，母がうつ病　母は現在も通院中．妻，両親，息子，娘がいるが，単身赴任中．

▌「読む」

　まず予診を見ていきましょう．体の症状が中心にきています．うつ病は身体症状が全面に出やすいことでも知られています．精神症状もあるのですが，純粋にうつ病になりやすい方は精神の症状を「気持ちの問題」と考え，あまり自覚しません．自分の気持ちの変化に気づきにくいため，症状がひどくなるまで放置してしまう方が多いように思います．

　身体症状を訴えるものとしては他に身体表現性障害も考慮すべきです．また内科で異常はないといわれていても，ちゃんと除外されていないこともあります．「内科では異常がありませんでした」と患者さんが言っていても，本当にそうなのか確認しておく必要があります．

　この方の年齢は40代とうつ病の発症しやすい年代です．30代後半ぐらいから中間管理職になり，多忙と上司と部下の狭間で身体的・精神的な負担が増えてうつ病を引き起こしやすいといわれています．うつ病の可能性が高いように思います．

　また大学卒業後から現在まで1つの会社に在籍し続けていることも大切なポイントです．本来は社会適応力がかなり高い方なのでしょう．

　睡眠についてもうつ病に特徴的な中途覚醒，早朝覚醒も出現しているようです．睡眠に異常が出てから経過が2カ月と考えるとわりと切迫性が高いと思います．休職や，場合によっては入院などの事態も念頭に置いておいたほうがいいでしょう．

食欲も低下しています．食欲がないにもかかわらず，倒れないためにも無理して食べるところは本人が几帳面でまじめな，メランコリックな可能性を示唆しています．

既往歴も胃潰瘍と，ストレスの関連が疑われる疾患です．家族歴もあり，やはりうつ病，緊急介入の必要性も感じさせます．

▌「視る」

次に患者さんを呼び入れて「視る」ことにしましょう．ノックがあったものの，呼び出されてから反応するまで若干1テンポずれる印象でした．顔はやや無表情で，動きがあまりありません．目のあたりが黒くなっており，血色がわるくやつれた印象があります．今日は休日のようですが，ひげが伸びています．服装はラフで，そのあたりにあるものを適当に着た印象です．

しかし，その印象とは裏腹に入るときに「失礼します」といい，深く一礼しています．ルーズではなく，本来はちゃんとした人柄なのではないかと思います．髪は伸びており，特に襟足ともみあげが長いように思います．うつ病の人にとって，髪を切りに行くというのは敷居が高い行為なのです．

そして一番気になるのは全体的にそわそわと落ち着きがない様子です．これは焦燥といって緊急性が高い時に見られる症状です．うつ病の人にとって，意識があるときの感覚はひたすら言いようのない不快な感覚が生じる状態です．何が起きているのかはわからないがきわめて不快な感覚が波のように襲ってくる．こういう場合は，この状態から抜け出そうと衝動的に死ぬ危険性の高い行動をする危険性があります．油断ができないと考えたほうがいいでしょう．

▌「聞く」

「読む」「視る」，ここまでを通してほぼうつ病であることは絞りこめています．身体表現性障害の可能性もありますが，それではここまでの焦燥の説明はつきません．身体表現性障害はうつ病を合併しない限りは焦燥は前面に出ず，症状のまとめや羅列が不定愁訴として出てくることが多いです．

では聞いていくとしましょう．

アテクシ: ずいぶんと調子が悪そうですが，もうずっとこういった感じですか？

ポイント　焦燥感や疲れが前面に出ている患者さんには，無駄な体力を使わせないことが大切です．こちらからある程度リードして答えやすい形で投げていきましょう．こういう場合はオープンクエスチョンよりクローズドクエスチョンの方が良いと思います．

 B さん: ……え，今なんとおっしゃいましたか？

　もうこんな状態が長くつづいているんですか？

　はい.

ポイント　話を膨らませることもつらい様子で，明らかに応答性が悪くなっています．思考制止も出てきているようです．

　かなり具合が悪そうですよ．うつ病の可能性が高いと思います．

　……うつ病ですか.

（B：涙目になる）

ポイント　緊急性が高そうな患者さんには単刀直入に切り出したほうがいいです．治療導入に病院への紹介，家族や上司への連絡を含めると治療者や患者さん本人にとっても体力と時間が必要になってきます．長々と話を聞いているエネルギーは使わない，使わせないほうがいいでしょう．
またいきなり結論を言うことで重症であること，しっかり対応しなければいけないことを本人に伝えることができます．ぎりぎりまで我慢していた可能性が高いので，結論を切り出すことによって涙が出ることがあります．これも症状の1つです．

「読む」「視る」をしっかりと行ってきたため，話を長々と聞かなくても診断と方針が早く決定できます．ここで「読む」「視る」の技術が生きてくるのです．

 ところで死にたい気持ちになることはありますか？

 （さらに涙が流れ）……あります．

 それは四六時中ですか？ そのようなことはやらないと約束できますか？

 最近ずっとそれを考えています．妻子があるのでやらないとは思うのですが，思うのですが，どうしたらいいですか（涙）．

　緊急性のありそうな場合，希死念慮を確認すべきです．これもまわりくどい言い方をする必要はありません．単刀直入に，いきなり聞いていいです．タブーではありません．

　希死念慮が確認できたら，程度と死なないと約束できるかを聞いてください．約束できれば少しは余裕があります．しっかり約束させてください．また約束できた場合はしっかりとその旨をカルテに記載するようにしてください．

　家族がいれば「死なないと約束できます」という可能性が高いです．ただ同居している場合はいいのですが，単身赴任は危険です．衝動性が高まったときに見てくれる人がいません．

　視界に入って気持ちを抑えてくれる存在がいません．

　ましてBさんの場合，家族のことは口にしましたが，死なないと約束できていません．Bさんはうつ病で重症，緊急性も高く，治療方針は入院です．

 Bさん，あなたはうつ病の中でも重症で，すぐにでも入院の必要があります．

入院ですか？ すぐじゃないとダメですか.

 はい.

 何も準備できていないのですが，家族も遠方ですし.

 家族はここに来ること知っていますか？

 はい，一応昨日妻には伝えてきました.

 奥さんに連絡とれますか？

 はい．すぐには来れないと思うのですが，今日中にはなんとかたどりつけると思います.

 上司の方も今日来ること知っています？

 はい，実は今日上司にも心配されて実は駐車場で待っててくれてるんです.

 今こちらに入っていただいても大丈夫ですか？

▌考察

　結局 B さんの場合，上司が親切な方でそのまま家族の待つ家まで同伴し，実家近くの精神科の病院を受診することになりました. アテクシは紹介状を書き，現地の病院，家族に連絡をいれ，スムーズに入院できるようセッティングしました. その後 B さんは 1 カ月の入院を経て通院となったようです.

　今回のケースで緊急性が高いと判断したとき一番のポイントは希死念慮，またそして死なないと約束できなかった点です.

　また家族構成の確認も大切です. 休職させたとしても，希死念慮の強い人を人目の届かない状態に置くのは大変危険です. 家族がおり，常に見て置ける状態ならば入院させずに済む場合もあります.

今回のポイントはうつ病であると診断すること，緊急性の高い状態と判断し，適切な調整を迅速にいれることです．

■ 症例3

▌予診データ

主訴: リストカットが止まらない．
年齢性別: 17歳，女性
現病歴: 成績は中程度．科目によって大きくばらつきがある．最近親にリストカットしているところを発見され，精神科に連れてこられた．聞けば高校1年の夏ごろからなんとなく始めたという．最近は頻度が増えてきたように思う．感情の波はあるものの，特にストレスの原因となるものに心当たりはない．
睡眠: もともと寝つきが悪く，気がつけば夜更かしをしていることが多い．また朝は苦手．
食欲: 気がつけば食べるのを忘れている．
既往歴: 特筆事項なし．
家族歴: 特筆事項なし．現在両親と暮らしている．

▌「読む」

　この予診を読んで気になることは，主訴の項目です．「リストカットが止まらない」とあるのですが，本人が親に連れてこられているため，親の主訴かもしれません．本人が困ってくるのと，親が発見して心配して連れてくるのとでは対応が変わります．そこは確認しておいた方がよいでしょう．

　あと気になる点はリストカットの形式です．一言にリストカットといっても背景が様々で，ここをどう読み込むかが精神科医の腕の見せ所でもあります．

　このケースの特徴としては，リストカットの始まりがなんとなくであり，あまりストーリーが描けないのがポイントです．また，リストカットは偶然親が見つけたものであり，隠れて行っていたのでしょう．とするとこのリストカットは「誰かに辛さをわかってほしい」類のものではない可能性があります．

　リストカットの鑑別ですが，かつては，希死念慮，死にたい気持ちの表れ

として捉えることが多かったのです．特に境界型パーソナリティ障害などの
パーソナリティ障害の方に多くみられた症状でした．昔はリストカットで死
に至るシーンが映画や漫画などの表現でよく用いられていたことも要因の1
つでしょう．

　しかし，最近はリストカットで死に至ることはなかなか現実的には難しい
ことが知られており，死にたいと思ってリストカットをすることは少なく
なっているように思います．

　最近のリストカットはほとんどが自然に止まるような浅いものが多く，趣
味や癖のような自己完結的なものが多くなっています．また傷跡も見られた
くないと思っている方が多いので，足や腕など目につきにくい場所に変わっ
てきていることもあります．

　あとこのケースでは成績のばらつきが大きいのも気になります．発達障害
ではよくある現象であり，発達障害がベースにある方が，趣味的にリスト
カットを行っている可能性があるように思います．

　睡眠にも異常がみられるようですが，不眠というよりは「寝るのを忘れて
いる」といった感じで，もともとの性質からきているようですね．食欲も同
様です．

▌「視る」

　さて次に視ていきます．Ｃさんは，ショートカットで眼鏡をかけ，特に髪
の毛を染める，ピアスをあける，化粧をするといった様子はなさそうです．
服装も大人しめのものですが，キーホルダーにアニメのキャラクターの大き
なものがいくつか下げられていました．

　やや表情は弱く，あまり感情を見せない印象です．目はじっと前を向き，
あまり動く様子がありません．そわそわする多動もなさそうです．なんとな
く発達障害特有の表情があります．特にやつれている様子や疲れた様子はな
く，元気そうにみえます．

▌「聞く」

 アテクシ：今日はリストカットのことで来たんだね．お母さんに薦
められてきたの？

Ｃさん：（こくんと頷く）

　ここで本人の様子を見てみましょう．まず，本人が対面したときに話した
がるのか，そうではないのかというポイントが大切です．時間があればゆっ
くり当人とだけ話し，心を開いてもらうというやり方もあり，それが理想的
なのですが，多忙な臨床ではなかなか難しいことでしょう．

　何より，そこに至る前に患者さんが来なくなってしまう可能性の方が高い
のです．無理に本人から話を引き出さなくても，家族から話を引き出して概
要を理解し，時間を短縮することも必要です．

　そこでアテクシは同伴するお母さんから話を聞くことにしました．

　最初から話すのも緊張するでしょうし，お母さんにお話を聞いても
いいですか？

　（こくんと頷く）

ポイント　ここでポイントになるのは，話を聞く前にちゃんと本人の承諾
を得ること．今話している対象はＣさんですから，いくらＣさんが話そ
うとしないからっていきなりお母さんと話を始めるということをしてはい
けません．Ｃさんが反感を抱く可能性があります．
またお母さんから話を聞く際は，一方的にお母さんの側に立たない姿勢が
大切です．傍観者として公平に聞こうとする態度で接しましょう．

　🈷：私が説明しちゃっていいですか？

　はい．いつ見つけたんですか？

　ん〜〜あれは３日前のことだったかな．この子部屋で勉強するっ
ていってて，でもなんだか妙に静かで，なんとなく中の様子がおかし
かったんですよ．電気消えてるし．気になって中に入ったら，この子が手首
のところ抑えていて，「見せなさい」って言ったら傷があったんです．私

びっくりしてしまって気が動転して，「何やってるの」といったんです.

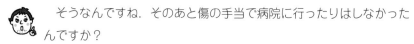 そうなんですね. そのあと傷の手当で病院に行ったりはしなかったんですか？

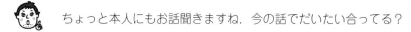 よく見たら血は止まってるし，大した傷ではなかったので，お父さんと家族会議をして，精神科に行こうという約束を本人にさせました.

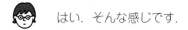 ちょっと本人にもお話聞きますね. 今の話でだいたい合ってる？

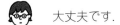 はい. そんな感じです.

ポイント 断りを入れてから母親に話を聞いた効果が出たのか，Cさんが少し話をしてくれそうな雰囲気になっています.

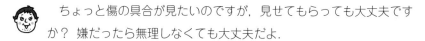 ちょっと傷の具合が見たいのですが，見せてもらっても大丈夫ですか？ 嫌だったら無理しなくても大丈夫だよ.

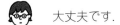 大丈夫です.

ポイント リストカットも希死念慮同様，遠回しに聞いたりする必要はなくさらっと聞いても大丈夫です. 淡々と聞くことで，傷をドラマティックに扱わない姿勢を打ち出します.
傷の具合は手首のところに十数か所の切った跡. 瘢痕化しており，古い傷です. 一番上に軽い傷とかさぶたがあります.

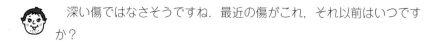 深い傷ではなさそうですね. 最近の傷がこれ，それ以前はいつですか？

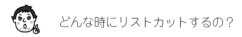 うーん，その前はしばらくやってなかったな. 半年ぐらい前？

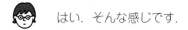 どんな時にリストカットするの？

あんまりよくわからないです．しょっちゅうしたくなるときと，全然したくならないときがあって．今回は久しぶり.

 リストカットしたあと，誰かに見せたり友達に伝えたりする？

 えー言わない言わない．癖みたいなもんだし.

 いつぐらいから始めたの？ 別に責めるわけじゃないので，遠慮なくいってね.

 うーん，高1の夏休みかな.

 きっかけは？

 もともと友達の間で流行ってて，「スッキリするよ～」みたいに言われてたのね．で，夏休み暇だったから，なんとなくやってみたの．別に痛くもないし，「あ，確かにモヤモヤが消える～」と思って．そこから時々やるようになったかなあ.

ポイント 本人がやっと口を開くようになってきました．話題とはうらはらにケロッと笑顔でペラペラしゃべる印象です．おそらく発達障害がベースにあり，ストレス発散，趣味として行っているリストカットのように思えます.

また躁うつ病にもリストカットがみられるので，感情の波についても詳しく聞いていく必要があります．ここまで本人が話すようになれば，母親ではなく本人中心で話を進めたほうがよさそうです.

 気分の波とかある？

 気分の波？ うーん，あるよ．誰だってあるでしょ？

あるよね．でも程度次第では治療した方が楽になることもあるから確認するね．

急にお金を使いたくなったり，外に出たくなって家にほとんどいなかったり，そういう時期はあるかな．

 たまにあるかな？ そんなひどいわけじゃないけれど．

 逆に落ち込んで動けないこともある．ほとんど寝込んでばかりだった．

 あるね．

ポイント 若干の感情の起伏はあるようです．感情の起伏については「お金を使い過ぎた時期はないか」「出かけっぱなしになる時期はないか」という聞き方をします．

Cさんの場合，軽い躁状態のエピソードがありそうです．本人慣れてきたのか，自然と友達同士のような会話になってきました．こういう場合は，本人の距離感も見ながらある程度口調を合わせていってもいいと思います．

児童や思春期は「ウマが合う」感じがないとこのように勢いに乗ってなかなか話してくれません．ラポールを作るいい機会でもあるので，ある程度波に乗っておきましょう．ただし相手に振り回されず，かじ取りは忘れずに．

また若年女性ですので，感情の起伏が月経周期と関連するのか確認しておいたほうがいいでしょう．

 気分が上がったり落ち込んだりというリズムは，季節単位？ 月単位？ 週単位あるいは1日のうちでもころころ変わる？

 だいたい月単位かなあ．

 それは生理と関連している？

 JCOPY 498-22924

あるかなあ？ うーん関係ないと思う.

ポイント やはり軽い感情の波はあるようです. また会話の雰囲気から発達障害なども心理検査やスクリーニングテストなどで, 確認しておいたほうがいいかもしれません.

 だいたいある程度の状況はわかってきました. でも感情の起伏とは別に, これは障害というよりは性質ですが発達障害についても軽くチェックしておいてもいいかもしれません.（母と, 本人に）発達障害って聞いたことあります？

 あ, わかります. ぜひやってほしいです.

ポイント 最近は発達障害についての認知度が上がってきました. 学童期, 思春期の親子連れにいきなり聞いてみると, 結構な確率で, 「知っています. ぜひ調べてほしいです」と言われることがあります.

こちらから無理に薦めるよりは, 患者さんから「調べたいです」と言ってもらったほうが満足度も上がってやりやすいですから, こちらから聞いてみましょう.

もし「よくわからないです」と言われたら, こちらから軽く説明してから検査を聞いてみてもいいと思います. しかしよくわからなかったものについて知りたいと思う人は少ないので, 渋々な雰囲気だったらあっさりと引き下がるのが良いかもしれません.

ここでは真っ先に同意したのが母親のみだったため, 本人にも確認しておきましょう.

 お母さんはそうおっしゃってるけど, やっても大丈夫かな？

 別にいいよ.

ポイント 本人や家族から同意があっても一応発達障害についての簡単な

概要を説明しておくといいです．疾患の説明は「わかりやすく，嘘がなく，イメージしやすく，短く」が大切です．あまり診断基準のようなことを延々と伝えても患者さんには伝わりません．伝え方にはコツがあるので，後述します．

～検査後～

 ちょっと発達障害の傾向が出ていますね．

 そうですか．やっぱり．小さなころから落ち着きのなさが気になっていて．

■「決める」

ここまでで，発達障害傾向のある思春期女性が，趣味的に行っている程度の軽いリストカットだと読めてきました．感情の波も若干あるようですので，アリピプラゾール少量と抑肝散，軽い薬物治療を入れてみることにします．

また，リストカットに対しては「絶対やってはいけない」というスタンスではなく，「なるべく減らせたら減らそうか」というスタンスで伝えておきたいと思います．過剰に深刻に考える必要はないということを伝えることも必要でしょう．

発達障害については現在本人が問題にしているわけではないので，詳しい検査や治療を本人が希望すれば後に行うようにもっていくとしましょう．

■「伝える」

 発達障害についてはもうちょっと詳しく見ていく必要がありますが，今現在特にそれで困っているわけではないので，ご希望があればでいいと思います．

 うん，興味はあるけど，そのうちでいいかな．

 わかりました．また詳しく調べたくなったらおっしゃってくださいね．あなたのリストカットは感情の起伏があったときに，自分なりに落ち着かせる方法としてやっているものだと思います．

うん.

少なくなればその方がいいですが,もしやってしまったとしても過度に責めなくていいと思います.今回は感情の起伏を薬物治療で軽くして,結果リストカットを減らすという作戦でいこうと思います.漢方と感情の起伏を整える薬をわずかに入れたいと思います.副作用や依存は出にくいものを使いますし,しっかり安全に治療できるよう調整しますが,不安なことがあったらいってくださいね.特にこの方針で大丈夫かな?

 うん,いいよー.

そして1週間後に再診としました.再診には母も付き添ってもらうこととします.本人だけではわからないこともあるからです.

~1週間後~

 どうでした?

 結構落ち着いた.

 ちゃんと薬飲めました.

 うん,しっかり飲めてる.

考察

結局Cさんは何度か通院する間にほぼリストカットはなくなりました.その後WAISなども行いADHDと診断しました.本人の希望で特にADHDの薬物療法は行っていません.

■ 症例4. 過去のある女性

予診データ

■ 主訴:「うつ病で治療中,前医でなかなか良くならない」

年齢性別: 47 歳, 女性

現病歴: イライラ, 気分の落ち込み, 慢性的な不安感があり, X−5 年 A 心療内科を受診. A 心療内科では薬物療法とカウンセリングを行ってきた. しかし, 薬も減らず, 症状も改善しないため環境を変えようと当院を受診.

睡眠: 処方された睡眠薬を飲んで寝ている.

食欲: 特に問題はない.

既往歴: 特筆事項なし.

家族歴: 特筆事項なし. 現在両親と暮らしている.

▌「読む」

　前医の治療で上手く行かず, 転院を希望される方は案外多いものです. 転院のルールは原則的に, 主治医に申し出て紹介状を書いてもらうのですが, 最近は主治医に告げず転院するケースが増えています. ネットで他院の情報や予約が簡単になってきた状況も関係しているようです.

　そのため紹介状がないと受けられないとしているクリニックも多かったのですが, 最近はそこまで厳しくないことも多いようです. アテクシの場合も, 治療が込み入った状況でなければ受けることが多いです.

　なぜなら, 紹介状なしで転院しようとする方のほとんどは,「前医に転院を切り出しにくい」ことが理由です. 残念ながら主治医によっては転院したいというと無理に引き止めたり, 露骨に不機嫌な態度をとる人もいますので, その辺の事情はある程度勘案してあげたいと思っています. ただ, こういう行動をとる方はドクターショッピングに走る傾向がありますから,「なぜ転院を希望しているのか」をしっかり聞き出すべきでしょう.

　他にこの方の予診で気になるのは,「うつ病がなかなか良くならない」という点です. もともとなかなか症状が改善しない「慢性うつ病」というのは存在するのですが, たいていの場合

- 治療があっていない
- 他の要因が隠れている

ことがほとんどです.

　慢性のうつ病とされている方は, 躁うつ病, パーソナリティ, 環境からく

る悩み，このあたりを考えていったほうがよいでしょう．

　前医がある場合，現在の処方も見ていくと参考になると思います．

　この方の場合，同系統の抗うつ薬が少量〜中等量入っており，新しいもの
に切り替える最中でもなければなんとも中途半端なイメージです．紹介状が
ない場合，前医の処方をみることで，治療の状況をある程度察することが可
能です．

▮「視る」

　ではこの女性を呼び入れてみましょう．身なりは華美でもなく，ルーズで
もなく，落ち着いた上品な服装です．化粧も整っていて，髪もきれいにして
います．入るときにノックをして「失礼いたします」という言葉かけもあり
ました．

　教育水準が高く，知的な印象を受けます．そこまで攻撃的，不信感を抱い
ているようなイメージはありません．また表情は豊かで，うつ病のときに見
られる仮面様顔貌ではありません．

　話の応答性もよく，ぱっと見は健康的な女性のように感じます．今回はす
でに治療が行われたあとなので，視ることで診断の絞り込みをするというよ
りは，現在の状態について評価するのにとどめておきましょう．

　今のところほぼ寛解しているように見えます．あとは「聞く」で本人がな
ぜ当院を受診したのか，何を希望しているのかをしっかり聞き出したいと思
います．

▮「聞く」

　アテクシ：今まで通院歴は長いんですね．ずっと今通っているとこ
ろに通院していたんですか？

　Dさん：はい，ずっとここですね．

　今の治療に何か疑問を持っているところはありますか？

　いえ，特に問題はないんですけど，ずっと薬は変わりませんしカウ
ンセリングも毎回やっていただいているんですが，この先どうなるの
かいまいちよくわからなくって．ずっとこれが続くのかなあと思い，別のク

リニックも受診してみようと思ったんです.

　あまり強い不満があるというよりは，今後の治療についてしっかり見立てがないのが受診動機につながっているようです.

　当院を選んだ理由は何かありますか？

　そうですね．家からわりと近いのと，HP に丁寧に病気の説明が書いてあったのがわかりやすくて印象良かったんです.

ポイント　自院を選んだ理由もちゃんと聞いておくといいでしょう．患者さんの背景や希望とするところが見えてくるからです.

　ありがとうございます．カウンセリングをしていたということですが，どんな内容ですか？

　そこの先生は，私の症状は幼少期の母親との関係に問題があるとおっしゃっていました．そのあたりをずっと話していたので，できればここでその続きができるといいなあと思っています.

　そうなんですか．わりと分析的なやり方をされていたんですね．この辺りは治療方針の意見が分かれるところでして，あまり「過去の原因探し」に焦点を置かない方がよいとアテクシは個人的に思っています．誰にも傷はありますが，がんばってかさぶたなりを作って生きているので，無理にほじらないほうが楽になるだろうと思います．あと，当院ではカウンセリングは認知行動療法や行動療法をメインに置いています．たとえば「もう少しくよくよしない考え方を身に着けたい」「外出時の不安を減らしたい」などの明確な目標がある場合に，セッションを組んでやるという方法です．やり方が少し違いますが，それでも希望がありましたらやることも可能です．ですが，まずは薬の調整や，アテクシの診察でどこまで改善するか見ていきましょうか？

ああ，そのやり方で結構です．よろしくお願いします．

ポイント　治療は標準化されている部分，いわば治療の土台の部分と，治療者の治療方針で変わるものがあります．薬物療法に関しては，前者にあたります．

カウンセリングは後者になります．その目的や意味合いは治療者の治療方針で変わるものです．前医は症状原因を探る分析的な方法をとっていたようですが，アテクシは現在，未来に視点を置いた認知行動療法的な方法が望ましいと考えています．

治療者は自分なりの世界観をもって治療すべきだと思いますので，前医や患者さんの希望に無理に迎合する必要はないと思います．また，Dさんの場合はなかなか改善しない前医の方法に疑問を感じているわけですから，あえて踏襲する必要はないでしょう．

ただ，初診で大切なことは，当院の方針というのをしっかりお伝えすることです．もし，これで自分に合わないと感じて患者さんがいらっしゃらなくなったとしてもそれはそれでいいのです．曖昧なまま続ける方がよっぽど患者さんにも失礼ですし，治療者もやりづらくなります．

十分に治療者の治療方針の材料を見せて，患者さんに「当院での治療を希望するか」しっかり考えてもらうこと．このフェアさが大切だと思います．

考察

前医に不満があって来院される患者さんは，ラポールを築くチャンスでもあります．「後医は名医」の言葉の通り，前医が上手く行かなかった情報を元に後医は治療方針を立てられるからです．

しかし，精神科というのは「改善した」という出口が見えにくい診療科でもあります．肺炎や腫瘍のように，「疾患を取り除く」というわかりやすい結果が見えないからです．そのため，しっかり自分の方針を示すこと，治療者の出口戦略を見せることが大切なのです．

また，前医に不満があって転院しようとしている患者さんは，すでに医療というものに対し不信感を持っていることも珍しくはありません．さらにア

クティブに行動される患者さんでもあるので，適当な対応や不誠実な対応をしないよう，より心がける必要があります．

　この症例がどうなったかについて書いておきましょう．この方は長い間「過去を見つめる」「原因探しをする」という治療をうけていたため，不安が強く後ろ向きにクヨクヨする傾向が出てきているように感じました．

　普段から読書などもし，わりと知的な印象もあるため「現在に視点を置いて，過去のことをあまり考えないようにしたほうが，あなたにとってはいいと思いますよ」ということを診察のときに何度も伝えるようにしました．

　そうしたところ，少しずつ不安がとれ，落ち着いて日常が過ごせるようになってきました．それとともに，抗うつ薬も少しずつ減らしていったのですが特に大きな問題はなく過ごせていました．毎回数分ではありますが，アテクシの話で落ち着いていったので，本人と相談の上カウンセリングはあえて導入しませんでした．

　1年後には薬も完全に休薬でき，通院しなくてもよい状態となりました．

■ 症例 5．本人の発言に妄想があると思われる症例

▌ 予診データ

主訴：会社でつきまとってくる人が複数いて，家の中にも入ってくる．

年齢性別：28 歳，男性

現病歴：今まで大学時代に引きこもり気味になったことはあったが，留年するまではいかなかった．大学卒業後，今の会社に就職．事務職として働いてきた．特に問題もなくこなしていた．独身で 1 人暮らしだが，家族は近くに住んでいる．X 年の 5 月ぐらいから，急に仕事を休むようになり，会社から連絡をもらった家族が本人のマンションに向かった．
本人は「会社で自分以外の人が全員つきまとってくる．家の中にも入ってくる」といい，やつれた様子でカーテンを閉め切って布団にくるまっていた．驚いた家族が，精神科を受診するように勧めたところ，やや渋りながらも受診に承諾した．

睡眠：少なくとも数日間ほぼ寝ていない．

食欲：水や軽いスナックをつまむ程度であまり食べていない．

既往歴：特筆事項なし．

■ **家族歴**: 祖父がうつ病.

▓「読む」

　この症例で最も疑うべきは統合失調症でしょう. 精神病症状を伴ううつ病なども鑑別にはあげるべきです. 精神病症状は強いように感じられ, 入院の必要があるかどうかがポイントとなってくるでしょう. 一応渋りながらも受診に同意してくれたことから,「このままではいけない」という思いが本人のどこかにあると思われます.

　完全に妄想に捉われてしまうと精神科の受診に抵抗を示すものですが, たいていの場合は妄想があるなかでも,「自分はどこかおかしい」という感覚もあり, 患者さんはその中で揺れ動いていることが多いように思います.

　またこういった精神病症状を伴うケースでは, 身体疾患による精神症状はしっかり鑑別しておかなければなりません. 身体疾患の有無の確認と, 内科もしっかり受診してもらうようにしましょう.

　また睡眠の状況は深刻のようです.「まったく眠れていない」という表現は実際にはそうではなく「まったく眠れていない」と本人が感じているだけのことが多いのですが, 統合失調症や躁うつ病の急性期では真に寝ていない可能性も高いです. この場合は緊急性が高いので入院なども考慮に入れるべきです. 食事もしっかりとれていないようですので, やはり緊急性は高いと思います.

　このような症例は家族歴もしっかり見ておくべきです. 病名を問わず, 何らかの精神疾患が血族にいる場合は, 本人も精神疾患の可能性が高いからです.

▓「視る」

　呼び入れると, 本人は家族の手にひかれながら入ってきました. 無言です. おどおどとこちらの様子をうかがっており, 全体的に落ち着きがありません. ヒゲも伸び放題で, 髪も整っていません. 服装も寝間着のままといった様子です. 全体的に痩せこけています.

　本人の表情には固さがあり, いわゆる「プレコックス感」を伴っています.

　このように家族に連れてこられているケースでは家族も視ていくことが必

要です．本人だけではどうにもならないので，サポートを家族にお願いしなければなりません．家族にそのサポートがしっかりできそうなのか，そうではないのか視ていく必要があるからです．

　同伴の家族はご両親で，父親はジャケットを着て身なりを整えており，母親も適度な化粧，服装をしていました．落ち着いた印象で，しっかり話を理解して対応していただけそうです．

▍「聞く」

　ここでは「妄想」をおそらくもっている方への話の聞き出し方について述べたいと思います．改めて妄想というものから考えてみましょう．

　妄想とは「真実ではないが，本人はそれを真実と確信しており，他者が訂正できないもの」になります．たまに本人から「妄想があって困る」と言われることがありますが，この場合は本人が「妄想」，つまり真実ではないと理解しているので妄想ではありません．

　また，他者が違うといったときに「真実ではないと思います」と言えるようであればそれは妄想ではありません．

　ここで問題になるのは，妄想のある患者さんからの話の聞き出し方です．真実ではないことを真実と思い込んでいるので，主訴が自分の症状ではなく，他人からの被害の訴えになることが多いです．

　例えば

「会社の人がストーキングしてくる」

「警察が自分を狙っている」

「近所の人が泥棒に入ってくる」

などです．これだけならいいのですが，なかには目の前の同伴している家族について妄想をもっている場合もよくあります．

　例えば

「横にいる夫が娘と関係している」

「そこにいる嫁が私を殺そうとしている」

などです．

　さて妄想をもつ患者さんにとって適切な態度とは「否定も肯定もしない」ことです．

もっと言えば

「肯定しないけれども，患者さんにとっては真実である」

という態度で肯定しないけど共感する姿勢を持つことです．「本人にとっては辛い」ということに理解を示せば妄想をもつ患者さんとの間にラポールを築くことも可能です．

　ただ話を進める際に，「それが真実かどうか」という話に進まないようにかじ取りすることが大切です．真実かどうかが問題なのではなく，あなたが辛いのが問題ですよね，という観点に徹するのです．

　もし患者さんが真実であることを認めるよう食い下がってくる場合，

「それはその場にいたわけではないので，私にはわかりません．まず，そこは置いといて，どうしたらいいのか相談しましょう」

というように話を持っていくと良いでしょう．それではこの E さんの話を聞いてみます．

 アテクシ：今日は「会社の人が付きまとってくる」ということがお困りでいらしたんですね．

 E さん：……そうです．

 複数なんですか？

 いつも違います．昨日は 5 人．20 人ぐらいのときもある．

 つきまとってくるってどんな感じなんですか？

 後をつけてくるんです．盗撮されている．そのまま家にも上がり込んでいます．

 父：こんなことばかりいってるんです．先生，絶対おかしいですよね．

 もしこういう感覚があるのなら，E さんもとっても辛いことだと思いますよ．真実かどうかというより，E さんがそれで困っているとい

うことが大切なんですよ.

ポイント　こういうケースでは,
①家族と本人からの話を別々に聞き,あとで全員で聞く方法
②最初から全員で聞く方法
があります. それぞれのメリット・デメリットがあります.
①メリット: 話をまとめやすい. お互いの前では聞きにくい話も聞き出し
　やすい.
　デメリット: 妄想が強い患者さんの場合,特に最初に家族から話を聞く
　と「医者もグルになっている」と判断されラポールが築けない可能性が
　ある.
②メリット: 患者さんにとっても,家族にとってもフェアな形で話が聞け
　る.
　デメリット: 聞きにくい事柄が増え,話がまとまらない可能性がある.
ここの使い分けは患者さんが治療者に対し,どれだけ疑い深くなっている
かで異なります. 疑い深い場合は,本人のいないところで家族と話さない
ほうが上手くいくので,②がいいでしょう. そうでなければ①の方法でも
良いと思います.
今回は,本人が家族に対しだいぶ疑心暗鬼になっており,家族の行動を
チェックするような仕草もあったので②の方法をとることにしました.
ただ②の方法はちょっとスキルが必要です. お互いの表情を見ながら
ニュートラルな立場で理解してもらうように話をするわけです. 今回アテ
クシは,Eさん本人には共感の姿勢を示しつつ,お父さんにはアテクシの
治療上のスタンスを理解してもらうというやり方をとっています.

　こういうのって,どう対応すればいいんでしょうか?

　無理に肯定しなくてもいいですが,本人にとっては真実で辛く感じ
ているんです. それを理解するという形でいいと思いますよ.

先生，本当なんです．

ポイント　話を切り出した父親に，Eさんは自分の考えが否定されていると感じています．ここは切り返し方を考えるポイントです．そのためアテクシはここまであえて「妄想」という言葉を用いていません．
明らかに妄想のように思えても，治療者が直接真実を知る由がないのですから「本人が感じていること」と表現すべきです．

「決める」

今までの流れで，ほぼ妄想型の統合失調症でいいでしょう．まずは納得して抗精神病薬をしっかり飲んでもらうことが大切です．今回は少量のアリピプラゾールから開始することにしました．とりあえず内服して通院してもらえそうならば入院させなくてもなんとかなるでしょうが，全く受け入れられないのなら入院を考えるべきでしょう．

「伝える」

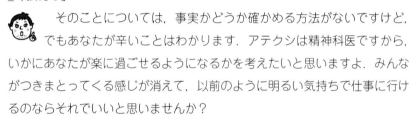 そのことについては，事実かどうか確かめる方法がないですけど，でもあなたが辛いことはわかります．アテクシは精神科医ですから，いかにあなたが楽に過ごせるようになるかを考えたいと思いますよ．みんながつきまとってくる感じが消えて，以前のように明るい気持ちで仕事に行けるのならそれでいいと思いませんか？

 そんなことできますか？

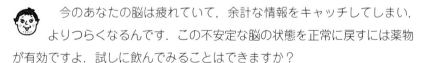 今のあなたの脳は疲れていて，余計な情報をキャッチしてしまい，よりつらくなるんです．この不安定な脳の状態を正常に戻すには薬物が有効ですよ．試しに飲んでみることはできますか？

 ちょっと怖いです．

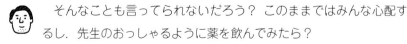 そんなことも言ってられないだろう？　このままではみんな心配するし．先生のおっしゃるように薬を飲んでみたら？

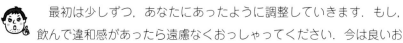 最初は少しずつ，あなたにあったように調整していきます．もし，飲んで違和感があったら遠慮なくおっしゃってください．今は良いお

薬があるのでふらついたり，ぼーっとしたりすることはあまりありません
よ．

　わかりました．ちょっとやってみます．

▌考察

　なんとか説得に応じてくれそうだったので，今回は通院としました．両親
が理解があり，しっかり協力していただけそうだったのも大きかったと思い
ます．翌週には症状がすっかりとれ，表情も穏やかになりました．現在は月
1 程度の受診で落ち着いています．

第3章
再診の心得

● 再診の技術

　さて，ここからは再診について見ていきます．再診になると，すでに患者さんとは「顔見知り」の関係になります．初対面ではない分精神的な疲れも少なくなるでしょう．また初診で治療者に良い印象を持たなかった患者さんは再診に来ませんから，再診に姿を見せた時点で，ある程度の信頼をされていると考えていいと思います．

　再診では時間はかからず，疲れも少ないですが，1日の診療時間の多くはこの「再診」です．それゆえにここのテクニックは重要です．再診は，患者さんとの間に人間関係を育てていくことでもあります．

　一般の人間関係と同じように，何かが歪めば，ひずみが大きくなって治療が失敗する可能性もあります．適切な距離をとり，枠組みを崩さないように寄り添う．まさに腕の見せ所でもあります．

　ただ再診といっても，2回目の再診はちょっと特殊です．2回目の再診とそれ以降でわけて考えていきたいと思います．

● 2回目の再診〜2回目は初診の一部

　2回目の再診は初診で行ったことの確認，再度の治療方針の方向性決定となります．理想的なタイミングとしては1週間後が良いでしょう．不安焦燥の強い方，重症の方についてはもう少し早く見てもいいと思います．しかし，あまり早く見過ぎると内服の効果判定がしづらいので，数日は置いたほ

うがいいでしょう．

　アテクシの場合，どんな薬剤でも決められた量よりだいぶ少なく使います．症状の重い方には，頓服の処方で対応してもらうようにします．多くの患者さんは精神科で処方される薬剤に良い印象をもっていません．

　なぜ薬が必要なのかを「脳の機能を薬理学的に修正する」ものだとわかりやすく伝えることが大切です．またよくある副作用，副作用が取り返しのつかないものにはならないという安心感，実際の量より少なくすることで慣らしているというアピールが必要です．

　2回目の再診では薬物治療の確認と再度の方向性設定を中心に行います．それでは実際のライブでみていきましょう．

■ ちゃんと薬を飲めていたケース

 アテクシ：今日が2回目の受診ですね．

（顔色を見て）

 あっ，薬ちゃんと効いたみたいですね．

 Dさん：あっ，先生わかりますか．すっかり落ち着きました．

 それは本当に良かったです．お試しぐらいの量で，だいぶ少なく始めているのに良くなっちゃって本当に良かったですね．

 これも先生のおかげです．ありがとうございます．

 調子が悪い時用にお守りで出した追加の薬は使っていますか？

 あれは最初の1，2回使いましたけど，それからはまったく使っていません．

 じゃあ，だいぶ余っていますね．今のままでもやっていけそうな感じですか？　あるいは，もっと安定させたほうがいい感じです？

もし先生さえよろしければこのままでいきたいです．

 わかりました．この量で様子を見ることにしましょう．次は2週間後ぐらいでも大丈夫ですか？

 いけそうです．

 もし途中で気分が悪くなったりするようでしたら，またご予約取り直してきていただいていいので．

ポイント ここで症状悪化時の補償を患者さんに告げます．小さなフォローの言葉が1つ1つ信頼関係につながるのです．

 ありがとうございます．

■ ちゃんと薬を飲めなかったケース

 アテクシ：今日が2回目ですね．あれっ，あんまり変わらなかったですか？

ポイント 先ほどのポイントと同じく，顔を見て先に患者さんの体調を当てるのもよいです．
体調が悪そうであれば，
- 薬が合わなかった
- 薬をちゃんと飲まなかった

のいずれかでしょう．ここを逆手にとって当ててしまえば，
「この先生，ちゃんとわかるんだ」
と感心してもらえるのです．

 Eさん：あ，わかるんですか．先生には大変申し訳ないのですがちゃんとお薬飲めてなくって

そうなんですね．何かお困りのことでもありましたか？

ポイント　ここで責め立てるようなニュアンスを決して出してはいけません．あくまで「大丈夫ですか？ 何かありましたか？」という態度でいきます．

 実はこの薬を飲んだ後に，激しい下痢になって．この薬のせいかどうかわからないんですけど．

ポイント　不安の強い患者さんの場合，あまり一般的ではない「副作用」を訴える方がいます．ただ，この症状は患者さんにとっては実際に体感していることなので，頭ごなしに否定してはいけません．

 そうだったんですね．一応，このお薬は便秘になる人はいますが，下痢はあまり聞かない症状なんですね．

 そうなんですね，私がお薬に対して怖がり過ぎなんでしょうかね．

 いえいえ，絶対にそういうことがないというわけではありませんし．ただ，1回だけだったのなら，もうちょっと飲んでみたら効果が出るかもしれません．今のあなたの症状や，おそらくお薬に対しての不安もあるだろうと考えて，この薬を選んでみたので．
でも「もうなんだか怖くて飲めないなあ」というのならば，他の選択肢も考えてみましょうか？ あなたにとって一番いい治療法を探るべきだと思いますし．

ポイント　医学的な事実は伝えつつ，良い医療をしたいという思い，あなたの気持ちに寄り添いたいという思いはしっかり混ぜ込んでいきます．
理屈に合わないことであっても，理由があるから患者さんが薬が飲めない．それを受け止めた上で次につなげる．それがプロとアテクシは思います．

わかりました．もうちょっとしっかり飲んでみます．私もちゃんと治したいですから．

 じゃあしっかり飲んでもらった上でどうだったかまた教えてください．また来週ぐらいでも大丈夫ですか？

 はい．

　治療に対して不安を感じる方，医者をなかなか信用してくれない方など様々な方はいますが，治療者がしっかりコミュニケーションをとった上で誠実に対応すれば，ほとんどの方はついてきてくれます．

■ 視るという技術（再診編）

　では，ここで初診編でも述べた「視る」という行為について再診の場合でも確認していきましょう．再診の場合，初診と違い変化を見ることが大切です．一番わかりやすいのが表情の変化，ついで服装や化粧の変化です．ただ初診と違い，比べなければいけませんから，以前の状態について記憶しておく必要があります．

　患者さんの数，顔を覚えておく力などこのあたりは個人の事情によって能力が変わってきますが，慣れないうちは顔や服装，化粧についてカルテに記

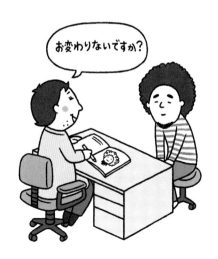

載しておくといいでしょう．

　文章だけで書くと時間もかかって覚えづらいので，簡単な顔のイラストを描いて，特徴的だったところなどを書き入れていくとよいと思います．

▮ 顔

　顔つきでもっとも変化がわかるのは，目の合い方，表情の豊かさ，特に笑顔や愛嬌のようなものが出てくるかです．また，状態が悪いと洗顔やひげをそることができず，なんとなく脂っぽかったり，ほこりっぽかったりするのですが，再診時にはそれが消失していったりします．

▮ 化粧

　女性の方ですと，初診では化粧もままならなかったのがしっかりできるようになります．

　まるで見違えてしまうぐらい元気そうになる方もいます．こういう方に「とても顔色が良くなりましたね」などというと，「今回は化粧しているからね」などとウィットを混ぜつつ答える方などもいます．

　しかし，化粧が上手にできるようになってウィットを交えられるようになったということ自体が症状の改善ですのでもちろんそれでいいわけです．

▮ 服装

　よくなると，本来のおしゃれができるようになります．服というのは結構人の印象を変えますから，一瞬誰かわからないぐらいの方もいます．男性であれば普通に仕事に行けるようになってスーツ姿で現れることもあります．

　「視る技術」がつけば，多くの時間をカットすることもでき，なおかつ治療者‐患者関係も改善しますから，本当にいいことだらけなのです．ぜひこの技術を身に着けることをおすすめします．

● 再診：継続期

　では，再診で落ち着いている人の診察について考えてみましょう．

　まず，マストで聞くことは最近の状態です．体調が引き続き安定しているのか，薬はちゃんと飲めているのかを確認しましょう．さらに睡眠食欲に特に問題がないかを確認します．

そのあとで「最近お困りのことはないですか？」と聞いていきましょう．落ち着いている患者さんの場合，身体症状より家庭内や仕事のトラブルなど，お悩み相談的な話も出てきます．これは，治療者本人が信頼されている証拠でもありますので，良い兆候です．

こういった話に対しては雑談チックに一緒に「うーん，それは困ったねえ」「こうしてみたらどうかねえ」「僕が同じ立場だったらこうするかな」と話に乗るのがいいでしょう．

かしこまって聞き出すと，真剣な身の上相談になってしまい，距離感の枠組み設定の上でも良くはないので，「軽く話をきく」「一言アドバイスをする」程度のノリでいきましょう．

そして最後に，「また次の受診にどうなったか教えてくださいね」とまとめます．

この際に次の受診のときに話を忘れてしまい，普通に診察を流してしまうとラポールの形成上，もったいないので，だいたいの話の流れを覚えておくのが苦手な人はキーワードをメモしておきましょう．

■ 治療が安定してきた場合の，休薬，減薬，治療終了のタイミング

治療が安定してきた場合，どこかで治療終了に向けて舵を切らなければなりません．もちろん疾患のなかには，決して中断してはいけないものもありますが，それ以外は「治療は終結できるのか，その目途は？」という意識を持つことが大切です．

いくら状態が安定しているからって，漫然と薬物を長期にわたって処方されている方もいますが，それは患者さんの時間を無駄に奪い，身体への負担を継続させている行為です．

また患者さんから「いつかはやめたいなあ」と思っていてもなかなか主治医に切り出せない人も大勢いるのです．

ただ，いくつかの疾患は治療中止に持っていくべきではありません．

- 総合失調症
- 躁うつ病
- 何度も再発するうつ病

● 重症化したことのある疾患

これらは基本的に，「悪化させない」ことが大切です．悪化させず，健康的な状態を保つことが治療の成功です．そして，治療が中途半端に中断されることにより，治療後も状態が次々と悪化する可能性があります．

これらの患者さんに関しては，内服治療継続が大切であること，それを行わないとどうなるかをしっかりと本人に説明しておく必要があります．

またいったん同意したはずの患者さんでも，長期にわたって安定化するうちに「もう飲まなくてもいいんじゃないか」と考え始めるのでしっかりと，特に落ち着いているときほど説明を加えた方がいいと思います．

上記の疾患以外のケースは，「薬のやめ時」を意識して臨むようにしましょう．アテクシの場合，大体外来治療のスケジュールは次の流れになります．

①初診

②2回めの再診（1週間後）

③3回以降の再診（安定した当初は2週間に1度．安定した状況が継続すれば4週に1度）

④4週に1度の受診で安定した状況が半年以上続けば，減薬の提案

⑤本人の同意のもと減薬

⑥減薬した後は1週，2週で確認．そのあと問題なければ同量で4週

⑦減薬を繰り返し，内服中止．

⑧内服中止後2週後に確認の診察を行い，特に問題なければ治療中止

減薬を始めるときは，4週に1度で特に問題のない状態が6カ月以上続くことが1つの目安となります（細かいことを言えば疾患ごとに減薬のエビデンスがあるが，ここではアテクシの個人的な対応について述べています）．この時期，診察を3カ月ごとにしてほしいという要望が患者さんから出ることがありますが，基本的に精神神経領域の処方は1カ月分以上の処方ができないものが多いこと，長期すぎる処方では十分なフォローができず，治療の自己中断などにもつながりやすいため，応じないほうがいいでしょう．

減薬するときには順番がありますが，これは原則に加え，本人の症状を勘案し決めていくべきでしょう．

例：うつ病初発の40代の男性．食欲・睡眠も安定しており，仕事も以前と同じようにできている状態が継続している．

　減薬の提案をするときには，「そろそろずっと安定していますし，お薬減らしていきたいですか？」と投げかけるようにします．

　この場合，即答で「ぜひお願いします！」と言われた場合は減薬に入っていきましょう．患者さんの中には「せっかく安定したのに今減らすのはちょっと不安ですね」と言われることがあります．この場合は無理に減薬を進める必要はありません．

　また減薬のタイミングも大切です．もうすぐ職場が変わる，結婚する，子どもの受験があるなど大きなイベントが控えている時は，やめておいたほうが無難です．たいていの場合，こうした不安の理由については患者さんから口にしてくれることが多いと思います．

　減薬の条件は，アテクシの場合「ほぼ薬を飲んでいれば以前通りの生活が半年以上にわたって続けられてる」です．もし「ほぼ問題ないけど，たまに不安になる．時々寝つけなくなる」など若干の不安要素があれば，減薬すれば確実にネガティブな症状が増えていきますから，減薬のタイミングは延長すべきです．

　減らし方にはいろんな考え方があります．

- 減らしやすいものから減らす
- 減らしにくいものから減らす

　まず減らしやすいものは，基本的に後から加えたもの，なしでもなんとかなるが，より症状の安定性を図るために加えたものです．

　そして減らしにくいものは，短時間型のベンゾジアゼピン系抗不安薬，睡眠薬です．ついで長時間型のベンゾジアゼピン系抗不安薬や抗うつ薬となります．

　またいったん減薬後，特に問題がなさそうでも，アテクシの場合1カ月程度の慣らし期間を設けることが多いです．

　また減薬中，上手くいっていても患者さんから「ちょっとこのままにしておきたいです」と言われることがあります．「調子がいい」「調子が変わらない」と言葉で表現されるものもいくつか段階があり，「調子がいいけれど，

余裕な感じが減ってきた」という言語化されない感覚というものをもっている可能性があります．この場合，患者さんは「このあたりで減薬をやめておきたい」という表現になるのです．

この場合，無理に減薬を進めてはいけません．いずれ症状の悪化が顕在化する可能性があるからです．減薬の鉄則は「失敗体験を作らないぐらい余裕を持つ」です．減薬中に症状が悪化すると，患者さんは減薬に恐怖を覚えてしまい，余計減薬しにくくなるのです．

ここで考えていきたいのが，減薬の目標設定です．目標設定にはいくつかあり，大きく

①薬をやめることまでは考えていないが，できるかぎり少なくしたい

②最終的にすべての薬をやめたい

に分けられます．

①であれば，減らしやすい薬から減らしていけばいいですし，どの薬も同じぐらいの減らしやすさであれば，「どの薬から減らしていきたいですか」と患者さんに決めて始めてもらってもいいです．ここで患者さんに決めさせることは，決して悪い選択肢ではありません．

患者さんは各々薬に対する「印象」を持っています．あまり印象の良くない薬であれば患者さんも「減らしたい」モチベーションも保てますし，がんばってくれます．それが減薬を成功へと導きます．

ただ，患者さんには意見を伺うだけです．枠組みとして，処方の選択権，責任は医師にありますから，患者さんの希望を聞いて特に医師として問題なければ治療の方向性を調整できますよ，というスタンスです．

時々患者さんから「もちろんそれは先生におかませします」「私ではわかりませんので」といったように言われることがあります．こういう患者さんにとって，すべてをいいように決定するのがプロだという認識です．

この場合はどの薬から減らしてもいいような場合であっても，その迷いを見せないでください．頭の中で1つに決め，「これでいきます」と自信をもって断言してください．こういうタイプの患者さんには，医師がしっかり決めたほうがラポール形成に有利に働きます．

②の場合はちょっと戦略が必要です．特に一番減らしにくい睡眠薬につい

て作戦を立てる必要があります．たいていの場合，減らしやすい薬から減らしていくと最後に睡眠薬が残ります．最後の睡眠薬を少しずつ減らす方法もあるのですが，あえて睡眠薬を先に減らしていく方法もあります．

　この場合は，抗うつ薬や抗不安薬の眠気を担保として，睡眠薬を減らしていくという方法です．最後に睡眠薬だけ残すとそのあとがやめづらいので，他の薬があるうちにやめていくという方法です．

　睡眠薬の減らし方，特にベンゾジアゼピン系の睡眠薬の減らし方にはいくつか方法がありますが，

　1つの方法として，

　● 寝る直前に飲む薬を徐々に早い時間にずらしていく

というテクニックをご紹介したいと思います．ベンゾジアゼピン系の身体的な依存，特に反跳性不眠は大きな問題ですが，精神的な依存についても考慮すべきです．

　患者さんは「飲んで寝るから安心して眠れる」という条件付けがされていることもあるからです．この場合内服時間を 10 分前，15 分前，30 分前あるいはベンゾ系抗不安薬に切り替えて夕食後などに前倒ししていき，そこから減薬するとうまくいくことがあります．

■ 枠組み設定の技術

　外来診療で，初期の段階で最も意識すべきことは枠組み設定です．これは診察にルールを作り，明示し，ルールが守れない時は治療ができないということをしっかり理解してもらうことです．

　一番枠組み設定で大切なのは初診です．ただ枠組み設定をするときは，患者さんの逸脱度，依存度，人間関係の距離感の安定度などを見定めていく必要があります．今回はその技術や方法についてお話していこうと思います．

▌枠組み設定をしっかりする必要のある患者さん

　● 過去に大量服薬，リストカットの既往がある

　これは言うまでもなくです．大量服薬は特に，「処方された薬を守る」という枠組みをすでに外れたことのある患者さんです．また同じことは十二分に起こりえるので，必ずしっかりと枠組み設定を行っておきます．

リストカットについては，以前と最近とでは意味合いがだいぶ異なってきています．

　以前は「死にたいほど辛い気持ち」を周囲に訴えるためのリストカットでしたが，最近のリストカットは，ストレス発散としてのリストカットになってきています．そのため周囲にアピールすることはなく，むしろ見えにくい場所に隠すようにリストカットすることが多いのです．

　しかし，注意は必要です．

　● 話し方が場にそぐわず馴れ馴れしさがある

　初対面の患者さんと医師という関係性ですから，本来であればそれなりの畏まった状況です．TPO としては馴れ馴れしい言動の出てくる場面ではありません．しかし，「先生，あのさ」「ねえ」などとタメ語に近い不自然な馴れ馴れしさを感じさせる患者さんは，すでに枠組みが外れているのです．

　● ネガティブな話に敏感で，急に苛立ちを見せることがある

　診察の間にも対人関係の不安さを見せる患者さんがいます．少しでも否定的なニュアンスが入るといらっとする人は衝動性が高く，逸脱した行動をとりがちです．この場合もしっかりした枠組みが必要です．

　● ○○してほしいという話題が多い

　いろいろ要望の多い方も要注意です．本来初対面の医師と患者さんというのはそれなりの緊張感があるのが当たり前です．これから治療契約を行う場面でもあるので，自分の要求ばかりを次々と言ってくる方はこれからこの傾向がさらにエスカレートする可能性があります．枠組み設定をしっかり行って「できること」「できないこと」を明示していかなければなりません．

　● 診察とは無関係に医師個人について聞き出そうとする

　医師に対してプライベートな質問や学歴について問いただしてくる方もいます．これも適切な関係とは言えません．医師に対し，人間関係を急に縮めてくる傾向，上下関係を作ろうとする関係は好ましくありません．

　理想的な医師 – 患者関係は適切な距離感で，対等に治療関係を結ぶものです．医師はプロとして適切な医療を提供し，患者さんは医師の指導を守って治療に臨む．ここにはお互いの誠実さで結ばれるべきで上下はないのです．

JCOPY 498-22924

● ベンゾジアゼピン系が多い

　ベンゾジアゼピンが大量に処方されている患者さん，長期にわたって処方されている患者さん，またなるべく多くの処方を望む患者さんは薬物依存の可能性があります．また場合によっては知人への転用，転売をしていることすらあります．こういった処方の患者さんの場合は，前医の紹介状を必須とする，ない場合は臨時に1～3日までの処方とするなどの対応が必要です．かなり交渉してきたりする場合はより毅然と対応しなければなりません．この場合に「依存性の高い薬が多く，医学的健康管理のためにこれ以上はできません」ときっぱり告げましょう．

　では，枠組み設定について具体的な方法論に移っていきたいと思います．

患者さんの操作性を見極める

　操作性というのは，「周囲を自分の要望通りに動かそうとする性質」です．わかりやすいものとしては「○○しないと死ぬかもしれない」とほめのかすような行為です．

　まず，患者さんがどれだけ振り回してくる可能性があるのか，ここを見極めることが大切です．また振り回してくる可能性のある患者さんも，結果として振り回してくることが多く，悪気があるわけではないという理解も必要です．

　操作性の低い患者さんに，あまり厳格な枠組みを設定してしまうと，不信感のもとにつながり，融通の利かない治療者という印象を持たれてしまうこともあります．

　一方で操作性の高い患者さんに「これぐらいならいいだろう」と枠組みを緩めてしまうと徐々に要求が高くなり，診察が成立しなくなる可能性もあります．

　基本的には先ほどの条件を1つでも満たす場合は操作性が大きいと考え，そうでなければ操作性は低いと考えていただいて良いと思います．

枠組み設定の厳格さを決める．

　一番大切なのは「時間」の枠組みを伝えることです．初診では30分程度以上の時間は割けますが，再診では一部の特殊な治療を除き，5分が限界でしょう．この時間は一般の印象からすると大変短く感じることが多いもので

す．ですから，あらかじめ伝えておくことです．

　また，そんな時間では伝えきれない，あるいは露骨に「そんなに短いんですか」という反応があれば，「聞きたいことを箇条書きにして短くまとめてくれるとうまくアドバイスできますよ」などと案を示しておくのも1つの方法です．

　操作性の高い患者さんには，長期処方はできないこと，大量服薬，リストカットは行わないこと，約束を守れない場合には治療が当院ではできなくなることをしっかり伝えてください．言い方は笑顔で「あなたをちゃんと治すためのルールですので」というニュアンスでいいと思います．

　また同意をされたら，「このルールについては説明したこと，同意してくれたことをカルテに書いておきますね」と念押ししてください．より枠組みを印象づけることができます．

⬤ 再診に役立つマル秘テク，TIPS

■ ラポールについて

　ラポールとは，簡単に言うと患者さんと治療者の信頼関係のことです．定義や概念については言い出せば諸説出てきますので，ここでは大雑把に下記のように捉えておきたいと思います．

　アテクシの理想のラポールとは，患者さんは誠実に治したいと思い，治療者は誠実に治療を提供する．その前提を崩さずに，信頼関係が構築された状態だと考えています．そこには上下関係はなく，誠実さで等しく結ばれた関係であり，2者の最終目的は，患者さんの治癒です．

　親しくしたり，ある程度の距離感を保ったり，そのあたりは2者の相性や，最も治療の行いやすいフィーリングで決定されます．ここが本来の友人とは違うところです．アテクシは親しさは診察室の内部でのみ交わされるべきであって，それ以外の場で親しくすることは望ましくないと考えています．

　治癒とともに離れていく関係だからです．

■ 雑談の技術

安定した患者さんとの診察は必ずしも体調確認や，薬の調整である必要はありません．症状が安定していることが明白であれば，ただの雑談で終わってもいいのです．ただこの雑談にも意味を持たせなければいけません．

雑談には

● 患者さんのエピソードを覚えておくことによって，「ちゃんと診てます」という安心感を持たせる

● 患者さんの好みそうな話題を探り，共通の価値観を作る

などの効果が期待できます．

治療者と患者さんの関係はオーバーに言えば「一緒に人生を歩む」といっても過言ではありません．それぞれの個人という船に乗りながら，いずれは終わりが来る人生を悩み，乗り越え進んでいく同士でもあります．

それである以上，おのずと患者さんのエピソードに興味を持ち，どうなったのか確認したくなる．長い治療関係の間には，治療者にも，患者さんにも重大なイベントが発生します．とはいえ治療者はプロですから，ラポールの形成のために自分の情報を開示することはあっても基本的に患者さんに寄り添う側です．こちらから自分の解決を患者さんにゆだねてはいけません．

一番大切なポイントは雑談の中から普遍的な部分を抜き出して，一緒に悩むということです．いいアドバイスが出てきたのならそれを示してもよいのですが，答えが出なかったり，そもそも答えのない問題もある．この場合は一緒になって「困ったねえ，うーんうーん」といっていてもよいのです．それが治療でもあります．

■ 精神小療法〜TIPS を生かす

さて，ここから精神小療法について書いていきたいと思います．本書のテーマは「限られた時間でいかに質の良い精神科治療を行うか」です．これを解決するヒントが精神小療法です．名前は仰々しいですが，なんということはなく，普段の診察でちょっと話を聞くとか，一言アドバイスを入れるとか，そういうことです．

一般的に精神科医は，少なくともアテクシの周辺では，診察に使えそうな

「いい言葉」をストックしてメモしています．また，こういった言葉を精神科医同士で「こういってみると良かったよ」などと情報交換もしています．

ネタの元は偉い先生から教えてもらった言葉だったり，自己啓発書からとったものだったり，哲学や仏教などから引用したものだったりします．人生で起きる悩みの多くは普遍的なものですから，古来から様々な人が悩みぬき，楽になるヒントを得たものがたくさんあるのです．

また医師も人間です．研修医，若手ドクター，中堅の医師，教官，医局長，院長，教授　年齢や待遇，またプライベートなライフイベントを経験するにつれ，良いと感じる言葉，あるいは自分で思いつく言葉というのも変わってきます．

患者さんだけでなく，治療者も時を経て成長していくのです．そのなかで，より「言葉」というのが大きな力をもってくるのです．実際に，患者さんに適切な言葉を投げかけると，一瞬で顔色が明るくなり，何かのたびにその言葉を思い出すことで日常のストレスが減り，症状すら改善するなんてことはざらにあります．

人生を変える言葉のメリットは，治療を受けていない時でも自分のものにすることで，常に治療効果が得られることです．

そして言葉とは別の治療法に「非言語精神療法」があります．これ，今思い付きでアテクシが作ったんですが．医師が落ち着いて穏やかな態度で接することで，患者さんを治療する方法です．

ちょっと話はずれますが，アテクシは飛行機が大変嫌いです．離陸前は大変緊張しますし，離陸中は安定飛行に移るまでひやひやします．安定飛行になったらなったで，「急に揺れたらどうしよう」「何かあったらどうしよう」と漠然と不安になります．着陸態勢になれば泣きそうになります．

こんななかでも，CA さんの態度は見事で，多少揺れようがなんだろうが「大丈夫ですよー，なんてことはないんですよー」というのを落ち着いた所作や表情で伝えてくれます．CA さんを見ることでアテクシも少し落ち着くことができるのです．

同様に医師も，落ち着いた態度や穏やかな雰囲気を出すことで患者さんを落ち着かせることができます．次にその方法について述べたいと思います．

- ゆっくり話す
- 俯瞰的に話す

　まず，ゆっくり話すことですが，これはテクニックです．そわそわ早口で話すよりどっしりゆっくり話す方が患者さんは落ち着きます．ただ実際にアテクシは早口です．自分のキャラや話し方もあるのでストレスがたまるほど話し方を変える必要はありません．

　その場合は代わりの方法として，「呼吸を整えて話す」です．つまり，マイペースであり続けるということです．患者さんは，特に急性期には「非日常」のなかにいます．患者さんにとって診察を受けるということはいつもと変わらない「日常」であるほうがいいのです．

　ですから医師は，態度をころころ変えることなくいつ行っても穏やかで，マイペースな方がいいのです．マイペースが早口ならば，それでいいということです．

　そしてもう1つのテクニック，「俯瞰的に話す」ということです．不安やパニック，怒り，悲しみなどの感情のさなかにいる患者さんと同じ土俵に立ってはいけません．

　「そんなことがあったのですか，それは今のような感情になっても無理はないですよ」と伝えます．しかし，それをいう主治医は一緒になって感情的にはなってはいない．共感をするということは，同じ感情になるというわけではないのです．

　これは一見冷たいように感じますが，実際はその逆です．他者として，患者さんの感情に起きている現象を現象としてまとめる．そして伝える．その姿勢を見せることで，「ああ，自分に起きていることは自分の感情に巻き込まれて周りが見えていないだけなのだな．実際にはそこまで大事ではないし，他にいろいろな道もあるのだな」とわかるわけです．

　冷静に，ある意味他人事として，しかし「なるべく良い方向に行ってほしい」という気持ちを根底に持って接することで患者さんを落ち着かせることができるのです．

■ 精神小療法の技術

　それでは精神小療法の技術について述べていきましょう.

▌良い言葉を見つけたらすぐにメモをとる

　メモはすぐにとれることが大切です. 専用のメモ帳持ち歩いてもいいですし, スマートフォンのメモ機能や, メモアプリでもかまいません. 整理をすると無駄に時間がとられますので, なるべく1カ所に放り込む. 数を多くメモすることが大切です.

　なぜならたくさんの言葉をメモするうちに, 「診察に使える言葉」「生き方を楽にする言葉」についての自分の感覚が研ぎ澄まされるようになるからです. いちいち整理しなくても頭の中にストックされます. 同じ言葉をうっかりメモしちゃってもいいです. なるべく数多く言葉をインプットすることが大切です.

▌良い言葉を思いついたらメモをとる

　最初は外部から「良い言葉」をストックしていくわけですが, 慣れてくると自分でも思いつけるようになります. 特に自分も同じようなことで悩んでいるとふっとひらめくことがあります.

　思いついた言葉がインプットした言葉に似ていても, よりいっそう煌めきをもった「刺さる言葉」になっているかもしれません. 自分でも思いつくようになれば, それをさらにメモします.

▌お題に沿って考える

　自分でも言葉をひらめくようになれば, 次は「お題」に従って考えてみてください.

　たとえば

　「母親に文句ばかり言われ, 上手く気持ちが切り替えられない場合」

　「受験の結果が出るまでそのことばかり考えて, 気が落ち着かない場合」

　「仕事の人間関係がうまくいかなくて, 悩んでいる場合」

　どんなケースでもいいです.

　あるお題を考え, それに対する効く一言を考える.

　お題を考えるのが難しければ, お悩み相談をのぞいてみてください. ネット上の知恵袋, お悩み相談を扱った本, 雑誌のお悩み相談コーナー, あちこ

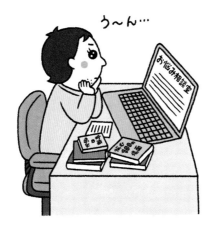

ち覗いては「自分だったらどう答えるか」を考えていくと良いと思います.

考えたものを簡単にする

ここでアテクシは一言TIPS精神療法というものを提唱したいと思います. 一言とは,たった一言琴線に触れる一言を適切なタイミングで投げかけることで,患者さんの精神状態を安定させる方法です. 大切なことは無駄な部分をそぎ落とすことです. 長い文章は覚えきれませんし,思い出せません. 刺さりようがないし,困ったときに使うことができません. Twitterでは140文字ですが,長くてもこれぐらいにできるもののほうがいいのです.

他の医療関係者と集めた言葉,作った言葉を交換してどんどんストックする

自分の集めたものを誰かに見せたり,誰かの言葉を見せて感想を言い合うこともとても大切です. 治療者のプロフィールや経歴,年齢によって感じることは変わってきます.

TIPSを困っている患者さんに使ってみる

これは薬物療法のように,ばっちり当てはまる言葉を投げかけると,患者さんの顔色が瞬時に明るくなります. 一方で当てはまらないと「そうはいっても」などと否定されたり,顔色があまり変化を見せなかったりします.

それでは，自分で一言 TIPS 精神療法を作る方法を実践してみましょう．

まずお悩み相談を 1 つピックアップしてみましょうか．

お悩み：職場にすごく苦手な人間がいます．同僚ですが，いつも自分のことをねちねちと攻撃してくるのです．仕事に実害があるほどではありませんが，もうウンザリです．どう考えたらいいのでしょう．

これにアテクシがヒントを出してみます．

まず，被害状況，本人の求めているものを確認する．

仕事に実害はないと言っていますし，何か実際の対策が必要な悩みではなさそうです．そうすると，考え方を楽にすれば本人は納得するでしょう．実際に本人もはっきりと「どう考えたらいいのか知りたい」と述べています．

お悩み相談のなかには，自分の状況だけ述べて，どうしてほしいのかわからないものがあります．多くの場合は「傾聴してほしい」ということなのですが，一言 TIPS 精神療法のコンセプトは，短時間で効果を出すことにあるので，こういった相談は題材にしないほうがいいと思います．本人が何を求めているのか，着地点を明確にするのが大切なのです．

ここまでで，この人が楽になる考え方を求めていることがはっきりしました．これは言い方を変えると，「スルーできるようになりたい」ということです．

こういった人を「とるに足らないことだ」と意識しなくて済むようになればいいわけです．

たとえば，

- 相手を「犬が吠えている」ようなものだと考える
- そこにいるのは人ではなく，にんじんやかぼちゃのようなものだと考える

というのはどうでしょう．

あるいは「今の状況は大してひどくない」と認識してもらうのもありだと思います．

たとえば，

- 同僚で上司じゃないから被害がなくて良かった

● こんな嫌な人に好かれたほうがストレスがたまるから何も問題はない
と考えていくのもよいでしょう.

　ここで4つほど対策が出てきたので, これらから無駄なものを省きます.

● ねちねち攻撃されたら, 犬が吠えてると思え

● 嫌な存在は野菜などが転がってるのと一緒

● 実害がなければそれで良し

● 嫌いな人間に好かれるより嫌われた方がマシ

こういった感じでTIPSができていきます.

● TIPS シチュエーション別

■ 不安

　不安はよく見られるネガティブな感情ですが, 様々な感情や状態を含むため扱いが難しいものの1つです. 診察で患者さんが「不安です」と訴えたら, どんな不安なのかある程度追求する必要があります.

　たとえば漠然とそわそわする焦燥感を伴った不安もありますし, 何かの結果について気になって不安というものもあります. また何も起きていないのに, 何か起きるんじゃないかという「予期不安」もあります.

　漠然と将来を悲観して不安になる人もいますし, 嫌な事件や状況を思い出して, 場面再生し不安を感じる人もいます. このように不安というのは実にバリエーションが多いのです.

　精神科医というのは言語の裏側にある実態をある程度見定められる技量が必要です. 大雑把な捉え方をせず, 患者さんの訴えの実際は何なのかをしっかり見ていかなければなりません.

　そして不安には共通点があります. はっきりしないもの, とらえきれないものを目の前にしたときに浮かび上がってくるネガティブな感情が不安です. したがって, はっきりしたものに変えていく. 捉えていく. あるいは捉えようとするのをやめる. これらが不安への対策になってきます.

a 不安全般への TIPS

「不安の正体がわからないから不安になるのです．自分が何について不安なのか書き出してみるといいですよ．輪郭をはっきりさせることです」

「仕事が不安というけれど，実際には仕事でみんなの前で発表するのが不安なんじゃないですか？」

「不安というのは，先取りするとどんどん増えますよ．先のことはわからないからです．あなたの場合は問題が起きてから考えるぐらいでちょうどいいと思いますよ」

b 焦燥感を伴う体の症状としての不安

これは精神症状としての不安ですから，薬物療法などしっかりと治療すべきです．こういった不安の患者さんは，言葉を投げかけても，あまり頭に入ってこず，落ち着かない様子です．不安の正体を聞いてもあまり答えが出てこないでしょう．自分もなぜこうなっているのか理解できないような不安です．

こういう場合は言葉による治療は後回しです．医師であれば薬物療法や入院など，そうでなければ医療機関を早急に受診してもらうよう段取りましょう．

c 結果待ちの不安

受験や就職活動，健康診断後の精密検査など何かイベントがあってその結果に対する不安です．結果待ちへの不安なので，結果が出れば，それが良いものであれ悪いものであれ，不安としてはいったん軽減します．まだ見ぬ結果という「はっきりしないもの」への不安です．

この場合，結果が出るまで「はっきりしたもの」にはなりません．なので，結果をとらえようとするのをやめることが一言療法のヒントになってきます．

「結果が出るまで，『今やることはない』と毎日にフォーカスしてみましょう」

「楽しいこと，心地よいことを行って集中しましょう」

あるいは，不安の輪郭をはっきりさせてあげることも有効です．結果が不安なのは明白ですが，「結果が不安なんですよね」と改めて言葉に

 JCOPY 498-22924

して投げることも有効です.

「結果が不安なんですよね」

「やっぱりそうですよね」

こんなシンプルなやりとりであっても,患者さんは

「ああ,やっぱそうだよな」

と不安の原因を掌に載せることができます.これだけでも効果があります.

また,これは一言 TIPS 精神療法とは異なりますが,漠然としたものではなく焦点化されたものが不安の原因になる場合,傾聴も有効です.試験や就職活動がどんなだったかを聞き出し,不安の実態を明らかにしていくのです.

「うんうん,そうなんですね.でも,あなたは十分頑張ってきたし,予想もつかない問題ってわけじゃないですよね」

「合格確率は 60 パーセントぐらいあるんですよね.あなたもわりとできたみたいだし,絶対とはいえなくてもほぼ大丈夫じゃないですか」

「ポリープが大きいから念のため精査するって感じですよね.もし悪いものでも,内視鏡でとれる範囲だって先生おっしゃったんですよね」

こんな感じで,勝手に膨らんできた患者さんの不安を「適切な大きさに戻す」ということもとても大切なのです.

また,結果が出たあと聞いてあげる保証も有効です.1 人で受験結果を見に行くより,友人や家族と見に行った方が緊張を分散化できるからです.また悪い結果が起きたときに「適切な慰めの言葉」をかけてくれるだろう人が側にいることも安心感につながります.

結果が出たあたりに診察日を設定して,「きっと不安でしょうから,その日に診察入れましょうか」と提案するとラポール形成にも有効です.

そして最後に気持ちを切り替えてもらう.これが大きいです.診察室を出ていくときに,

「さあ,結果が出るまで意識しないのが一番ですから,今の不安をこの診察室に置いていきましょう」などと提案するのもよいでしょう.

d 予期不安

まだ何も起きていないことに対して起きる不安が「予期不安」です．パニック障害で起きることで有名です．もちろん，パニック障害の診断を満たすようであればパニック障害の治療を優先させてください．

この場合は具体的に指摘すればするほど軽減していきます．不安の元が具体的であれば具体的であるほど，輪郭がはっきりするからです．深い霧の向こうの影は不安を呼び起こしますが，霧が晴れて正体がはっきりすれば不安が減る，それと同じことです．

予期不安の場合は，不安の正体は「予期不安」そのものであり，不安の原因になるものはありません．「あなたの不安は恐れているだけで，その中身は存在しませんよね」ということを示すのが 1 つの TIPS となります．

次に不安をとらえないようにするための TIPS ですが，ここは変則的に「今は何もなくくつろいでもいい」ということを自覚してもらうのが一番です．リラックスしたイメージを持つのもいいでしょう．あるいは「いつかは誰でも何かは起こる．いつかは誰でも死ぬ．でも今はいいんだから今を楽しまないともったいない」という TIPS になるでしょう．

ここでは性格要因による「いつか悪いことが起きるのではないか」という不安に対しての TIPS を考えていきましょう．予期不安はネガティブに考える癖が原因になっていますので，端から見れば大変落ち着いた状況であっても心休まるときがありません．

これが高じると「急に死んでしまうのが怖い」というところまで行ってしまいます．

この場合も原則は，

- 不安の正体を明らかにする
- 不安をとらえないようにする

というのが基本原則となります．

まず，不安の正体を明らかにする TIPS です．

「あなたの不安は，『悪いことが起きるかもしれない』という予期不安というものですよね」

あなたの見立てが正しければ，たいていこの段階で患者さんはうんうんとうなずき，ちょっと安心した顔をします．実は，解決方法を示さなくても物事をはっきり指摘するだけでも患者さんは「わかってもらえた」と症状が軽快するのです．

e 悪い場面を思い出す不安

過去の嫌なことを思い出す不安は，不安の原因が明白です．過去の記憶です．この場合も PTSD などの診断基準を満たすのであれば，それを優先させてください．

「過去のことを思い出すのが原因ですよね」

「現在のことではないので大丈夫ですよ」

「思い出すのは，似た場所に行くからじゃないですか？ 辛い時は避けておきましょう」

これは状況を明白にさせることで「あっ，そういえば」と自覚してもらえばそれだけで上手く対処できることもあります．

また，延々と記憶を思い出し続けるわけではないので，

「思い出しても，その感情は続きませんよ」

と指摘することも大切です．

そして捉えに行かない方法として，

「思い出したら，自然と消えさえるまでおいておきましょう」

という TIPS も有効です．不安というのは慌てて消そうとすると逆に燃え上がる側面もあるからです．

発展させて

「不安になってもいいんです」

ということもアリです．

f 将来に対する不安

将来に対する不安は，輪郭をはっきりさせる方法が有効です．というのも，将来に対する不安は，輪郭がないのです．予期不安にも似ていますが，さらに状況が漠然としていて，将来の先の方に広がっているイメージです．

逆に言えば現状を追っていけば，今から不安に感じる根拠はないとも

いえます．嫌な将来もありえるけれど，素敵な将来もありえる．何の根拠もなく悪い将来を確信しているのはナンセンスですよね？ということです．

「親の介護のことは心配かもしれないけど，今は元気でしょ．何がどうなるかわからないし，起きたときの選択肢で最適なものを選べばいいだけですよ」

「お金の心配はきりがないから，ぼちぼちやっていけばいいんです．ほとんどの人はぼちぼちやってる」

「真面目で勉強熱心なあなたがとんでもないことになることはまずないですよ．もっと適当な人でもなんとかやっています」

あるいは将来なんてあるかどうかもわからないものに今捉われるナンセンスさを指摘してもいいと思います．

「あなたの言っている将来というのは幻想みたいなものですよ．何が起きるかなんてわからない．そのとき考えればいいんです」

こんな感じです．

g パーソナリティに基づく不安

不安を強く訴える人は多かれ少なかれパーソナリティに起因するものが多いといえます．これは先取りする傾向が原因です．先取りをせず，現在の楽しさ，良さに目を当てていくように TIPS を作りましょう．

「あなたの不安はなんでも先取るその性格が作っているんです」

「先取っているなと気が付いたら『あっ，先取っている，やめよう』と気が付いてやめる．これを繰り返してみてください．少しずつですがやめられるようになりますよ」

先取りする性格が原因だと輪郭をはっきりさせる手法です．あるいは不安をとらえに行かないように TIPS を作るのであれば，

「不安になっているときは，今の気持ちを差し置いて先走っていますよ．先が不安なら逆に言えば今は良い状態なんです」

というアプローチもいいでしょう．

■ 怒り

　怒りというのは基本的に「期待への裏切り」に対する感情です．状況が期待通りにならなければ社会に対する怒りが生まれ，他人が自分の期待通りに動かなければ他人への怒りが生まれます．思い通りに進められない場合にはそんな期待を裏切る自分に怒りがわきます．

　怒りへのTIPSの根本的な方法は，期待をしないことになります．これはいくばくかの冷たさやシニカルな視点を伴います．そのため期待をしないことへの投げかけ方には工夫が必要です．例えば子どもに対する怒りに，「期待をしないこと」というのを入れてしまうと，子どもは「期待をされない存在」になってしまい，愛情の問題になります．

　愛と憎しみ，怒りは裏表の関係でもあるからです．いわゆる「毒親」問題にもこういった怒りの問題が入ってきますが，これは親に対する強い愛情ゆえに許せなくなっている面もあります．

　なので，怒りへのTIPSの根本解決には，「期待しない」というのが入ってきますが，愛情への配慮も必要です．具体的には愛情を強くすることで許容範囲を広げること，またこれとはまったく反対の処理にはなりますが，自分の問題と他人の問題をわけることで愛情を保つこと，共依存を防ぎつつ愛情を維持すること．愛情の本質に迫るような難問にも結び付きえるものです．

　小難しいこと書いてきましたが，概念的に難しいだけで，具体的なノウハウ，それがまさにTIPSですが，落とし込むことは可能です．それを具体的に見ていきましょう．

a 社会に対する怒り

　社会に対する怒りに関しては，愛情というものが入ってきません．社会という漠然としたものに対象を置き換えているので，他責，責任転嫁の構造を最初から伴っているからです．

　つまり，社会に対する怒りというのは問題ではなく，防衛機制の結果なのです．なのでうかつに期待しないことを進めてしまうと，自分を責めざるを得なくなり，治療者への怒りになる可能性があります．

　では社会に対する怒りというのをどうアドバイスしていくかという

と，社会の問題としているものは，考え方を変えれば自分でなんとかできるものに変えられるんだという「希望」に変えてあげることです．

「いつまでたっても豊かになれないのは，『仕方なく働いている』という意識だからかもしれませんよ．好きなことを始めてみたらどうでしょう」

まず，「毎日嫌なことを我慢してやっている」と思うことが豊かさを取り除いているのです．まず好きなことを始めてみる．好きになれそうなことを始めてみる．これだけでも，心の豊かさというのは作ることができます．

また，好きなものに夢中になれば，ウェブライターのバイトをしたり，自分のイラストやラインのスタンプを売ったり，自分の作ったブーケをフリーマーケットで売ったりもできるわけです．

そうすればさらに異種の「豊かさ」も手に入れることができます．社会の怒りで自分の心を防衛できても，そこから生産的なものは何も生まれてきませんから，それ以上の豊かさは生まれてきません．相手の状況に合わせて希望を示せば，立派な TIPS になることでしょう．

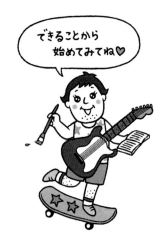

b 他人に対する怒り

他人に対する怒りには，怒りの持つ愛情の問題がふんだんに入り混

じってきます．本質的にどうでもいい人間に対しては怒りなどわきません．「気にしなければいいんですよ」「期待しなければいいんですよ」という解答は本質的ゆえに解になりません．

「それができないから困っているんですよ」と言われておしまいです．ただし，本人にとって本質的に建設的にならないのであれば，

「最悪，期待しなくてもいいんですよ」

「限界ならば縁を切ってもいいんですよ」

という「許諾」という形を示すのも1つのTIPSになります．

たいてい他人に対する怒りは，その関係が密であればあるほど強くなり，本人が困ります．

パートナーや，子ども，親への怒りのほうが友人や職場の人間関係より強くなりやすいのです．なので軽い人間関係へのTIPSから考えていきましょう．

会社の上司に対する怒りにはこんなTIPSはいかがでしょうか？

「職場の人間関係なので，職場から出れば無関係なんですよ」

これは期待をさせない方向性でのTIPSです．本人と上司には，強い愛情関係というのはないという前提ですから，こういういい方でも本人は楽になります．

しかし，無意識的であれ強い愛情関係があるかもしれない人間関係では，期待をさせない方向性のアドバイスは不適切となることがあります．

「親子も所詮他人ですよ」

これは，親離れや子離れをしたい，するべきだろうなと感じている人には肩の荷を下ろすTIPSとなります．しかし，親や子どもに強い愛情や共依存の感情を紛れ込ませている場合には，冷たく届かない言葉となります．

こうした場合には，本人の問題と相手の問題は別の問題であること．それを区別して考えられない限りは，本来の愛情にならないことを示すのが良いでしょう．

「息子さんのことで怒りがわいてくるのは仕方のないことです．でも

これは息子さんの問題で，あなたの問題ではありません．あなたはできることとできないことを示して，伝えるべきことを伝えたのだからそれでいいんですよ」

といった言い方で問題を区別することを提示するのがいいでしょう．子どもを自分の私物のように扱う「毒親」問題も同じで，他人から見れば今まで関係性が変わらなかった高齢者に怒る必要などないじゃないかという話になりますが，本人には届きません．本当は大好きな親に「本当はこう接してほしかった」「認められたかった」という思いをいまだに抱いているからです．

　こういう場合は，

「親の顔を見ると不調になるのなら，接さなくてもいいんですよ」

「あなたは今は立派な母親となっているじゃないですか．親が認めないのは親の問題ですから，あなたの問題じゃないんですよ」

「親は親で，こういう人間として今まで生きてきたんです．これから変わることはないですし，それはそれでいいじゃないですか．あなたが反面教師にすればいいんですよ」

　こういうアドバイスもよいでしょう．

「毒親」問題で大切なことは，「毒親対策」といったように一般化しないことです．親子の関係は各々が違います．普遍化したアドバイスはできません．しかし，本人は「毒親」というわかりやすいキーワードに飛びつき，そこに解があるのではないかと思っています．

　そういうものではなく，各々の親子関係と希望とする関係から最適なTIPSを導き出すべきなのです．ただ，普遍的なものはたった1つあります．それは執着を伴った愛情があるゆえに，「無関心になる」という最適解は選べないことです．ここでの最適解は愛情と執着をわけることなのです．

　パートナーの場合は，より個別性が高くなります．同じパートナーであっても，夫婦なのか恋人なのか，別れることもありなのか，そうではないのか，別れるつもりだが今ではないのか，こういったところまで見ていく必要があります．

親子と決定的に違うのは，「親子関係は解消できないがパートナー関係は解消できる」ということ．最終的に他人となる選択肢が残されているという点です．しかし，この点は患者さん本人の言葉からだけでは見えてきません．

　口では「別れたい」といってもそのつもりがないことが多いからです．むしろ「別れたい」と口にしているうちは別れを考えていません．もし考えているのならば，言葉ではなくすでにプロセスに入っているからです．

　TIPS は 2 人の関係性を見極めた上での言葉になります．一番使いやすいのは，現実的なパートナーというものの期待値を下げてあげることです．

　例えば

　「夫婦というのは，ずっと一緒にやっていくものだから，空気のようであればそれが最高なんですよ」

　「相手は王子様じゃなくて，ツレですから，不満がなければ最高に幸せなんじゃないですか」

といったようにです．

　あるいはシビアな問題で悩んでいる場合には現実的ラインを引いてもらうことも大切です．

　「あなたの中でここまでは一緒にやっていくけど，これ以上なら別れるというラインをしっかり決めておけばいいんですよ」

　これはモヤモヤした怒りに線引きすることで，怒りに変えない，あるいはある程度以上は怒らなくて済むというボーダーラインを作ってもらうという作業になります．

　「『一般的な夫婦』という幻想にあなたがしばられて怒っているのではありませんか？　自分たちの形があってそれで落ち着いているのなら自信持ってください」

　本来落ち着いた形のパートナーシップであっても，近くに余計な一言や価値観を押し付ける存在があり，それをはねつけるのが苦手な方だと割り切れずに怒りをためることもあります．この場合怒りの本体は相手

にあるのでなく，患者さん本人の「他人に言われると覆せない心」にあるといってもいいと思います．

c 自分に対する怒り

　最後に自分に対する怒りについて考えてみましょう．自分に対する怒りというのは，「自己愛」に直結します．ところで自己愛ですが，一般的に自己愛性パーソナリティと呼ばれる自己中心性を特徴とするパーソナリティは，自己愛が過剰なのではなく，自己愛が不足しているのです．

　ここでいう「自己愛」というのは，自分が自分のままで愛されること，愛されてもいいんだということを体感していることです．これを自己愛，限定的に言えば「健全な自己愛」と考えます．

　自己愛が不足しているゆえに，自分が愛されるためには「何か相手にとって価値がなければならない」と思い込む．それが見た目だったり，異性に「モテる」ことであったり，役に立つことであったり，成績が優秀であったり，プロフィールが優れていたりすることだと思っているのです．

　それゆえに過剰に，見えやすい価値観にこだわってしまう．自分がそのままでいいんだという「自己愛」を知らないゆえに，オーバーに「自分は凄いんだ」と主張してしまう．それが自己愛性パーソナリティーなのです．自己愛を知らないということは，愛ということも体感していないことになります．それゆえ他人に愛，もっと医学的な表現をするならば「共感性」が不足し，他人を利用しても平気に見えてしまうこともあるわけです．

　自分に対する怒りの強い人は多かれ少なかれ，この「自己愛」の不全を持っています．自分に何かがないと価値がないと考え，それを満たせない自分に怒りがわいてしまうというわけです．

　この「自己愛」をしっかり作る方法というのは，実はアテクシにとっても難問の1つです．なかなかこうすれば「自己愛」が持てるという方法が見つからない．本来こういった感情は幼少期に親から受ける「無償の愛」という触れ合いを通して育まれるのですが，この過程になんらか

の障害があったときに，成人してから自己愛を成長させるということがなかなか困難なのです．過去に遡ることはできないからです．

　幸い，自分への怒りで困っている人はたいていの場合「自己愛」に不十分な要素があるというだけですので，すでにある健全な自己愛を伸ばすことで，TIPS を形作ることはできます．

　もちろん，怒りの根本的解決である「期待しない」も使えるのですが，自分に期待しないということは，たいていの人にとって絶望感を伴いますのでベストな TIPS にはなりません．

　もし「期待しない」ことを示すのならば，「愛」つまり「自己愛」を組み入れた TIPS にすべきでしょう．するとこのようになります．

　「自分へ怒りがわくぐらいなら，十分できることはやりつくしているのです．それがあなたの良さなんです．怒るのではなく，そのままでいいんじゃないですか」

　また，自己愛を増やすように方向性を示すこともありです．具体的には自分に怒りを持つ患者さんは，成績や結果にこだわり，夢中になって楽しんで行うという視点が欠けていることが多いのです．

　「あなたは，結果にこだわり過ぎて，せっかくの趣味を楽しめてないんじゃないですか？　楽しんでやって，結果が出たら喜ぶ．出なくても夢中になってやれているのだから怒る必要もない．本来はこんな形じゃないですか」

　こういった言葉が刺されば患者さんは「はっ」という顔をすると思います．

■ 悲しみ

　悲しみというのは喪失に向けられた感情です．何か大切なものが失われたとき，人は悲しみの感情を抱きます．悲しみというのは他のネガティブな感情に比べると，理屈より時間を必要とする傾向にあります．

　治療者にできることは失われた悲しみを聞くこと．一緒に悲しむことです．人によっては

　「あなたが抱いている悲しみは○○という大切なものが失われたから

感じているんですよ」
と示すことも解決にはなります.

　そのため時間が必要になってきますが，時間とともに悲しみや質の大きさが変わってきますから時間を区切って，代わりに頻度を増やして「傾聴」していくことも有効です.

a 失われた役割への悲しみ

　何らかのアクシデントや加齢によって今までの役割を失うと，悲しみが生じます. この悲しみは今までの役割や，それに伴う人間関係，生活，そういったものが全て変化してしまうことへの悲しみです.

　この悲しみは放置すると，無気力感が出現し，うつ状態に移行することもあるので注意が必要です. ただ失われた役割というのは過去への執着でもありますから，たいていの場合は，遷延することはありません.

　治療者にできることは，共感と，患者さんが受け入れることが可能になった状態での新しい役割の探索，提示です.

　たとえば，子どもが独立してしまい，空虚さを感じる「空の巣症候群」の女性に対しては，

　「お子さんが独立したというのは素晴らしいことですよね. お母さんとして，一通りのことはやりきれたってことですよ. これからは夫婦2人の新しい時間作ればいいんじゃないですか」

　「今までやりたいことをやる時間がなかったんですから，年齢とか考えずにやりたかったことやればいいんじゃないですか」
という TIPS が作れます.

　また新しい役割として，

　「ボランティアやってみたかったんだったらやってみたらどうですか」

　「手芸品をネットで売ってみてもいいですよね」
という TIPS もあるでしょう.

b 失われた人間関係に対する悲しみ

　失われた人間関係には，復帰可能なものと復帰不可能なものがあります. また，復帰不可能なものであっても，元に戻ることはないが，どこかで相手が元気にやっている＝物理的に修復は不可能ではない場合と，

物理的にも復活させることが不可能な人間関係，死別があります．

　死別の問題は，少し特殊なのでここでは死別以外の失われた人間関係について考えていきたいと思います．

● 修復可能な人間関係

　まず，復帰可能な人間関係です．ここでは親友と喧嘩別れしてしまった場合や，同僚から煙たがれてしまった場合などを考えていきましょう．復帰可能な人間関係については具体的に復帰させるための方法について提案するのが良いと思います．

　「今はお互い感情的になってるけれど，今までそんな喧嘩何度もやってきたわけでしょう．お話を聞いていると，今回もそれ程度の喧嘩に思えますよ．また3カ月ぐらいで元通りになるんじゃないですか」

　「今回あなたが悪いって自分で思っているわけですから，明日ぐらいにでも謝ればどうでしょうか？　いきなり謝りにくいのなら，まずLINE で謝りたいって意志を示して，アクションがあれば会った時に謝ったらいかがでしょう」

　「今回は同僚の方に誤解されてしまったので，まず誤解を解くことですよ．あなたが悪くないとしても，不愉快にさせてしまったのですから，まず誤って，事情を説明したらどうでしょう」

　「上司に今こうなっていることを説明して，対応を考えてもらったらどうでしょう？」

　この辺りは相手との人間関係や，壊れてしまった事態の大きさ，タイミングなどによって復帰させるアドバイスは変わります．また，大したことではなくても喧嘩したばかりの人はより大事にとらえる傾向があるので，そこまでではないよ，と示してあげることも大切です．

● 復帰不可能な人間関係

　相手との修復が不可能な場合，死別以外は絶対にということはないのですが，ほぼ不可能な場合は，本人がそれを認めているのか，認めていないのかで TIPS は変わってきます．

　本人が認めていない場合は，あきらめがついていないので，それまでは主観的には修復可能な人間関係になります．なので，基本的には修復

するためのアドバイスに準ずるものがいいのです.

　現実的には修復不能なのに，修復するためのアドバイスというとわけがわかりませんよね．この場合は「やってはいけないこと」をアドバイスするのです．たいていの場合患者さんは修復不可能な状態であるにもかかわらず，無理にアクションを起こして言い訳しようとしたり，電話をかけようとしたり，手紙を送ろうとします.

　これは放置しておくとストーカー行為になりますので，治療者としてはそれを止める TIPS を作るのがいいのです.

　「完全に相手から連絡がなくなったのですから，それが相手の今の答えなんですよ．無理にあなたが連絡すれば，相手の嫌がることをさらに重ねてしまいます．関係はより悪化しますよ」

　「今は静観して気持ちを他に向けたほうがいいですよ．趣味のバレーボールで汗かいたりして，自分の時間を楽しみましょうよ」

　相手との関係が修復不可能だと実感したあとの悲しみは，通常の喪失への悲しみと同義になります．患者さんの気持ちをこまめに聞き，十分にくよくよしてもらうことがいいでしょう.

　悲しみの大きさや修復にかかる時間は，相手との関係性によって異なります．少しずつ和らいできたら，他の関係性に切り替えるアドバイスも TIPS として有効です．しかし，人間関係が失われた時には，偶発的なものではなく患者さん個人の他人との関わり合い方の問題などが潜んでいる場合があります．そのときはそれを指摘してあげるのもいいかもしれません.

　「今までのあなたの人間関係は，急に燃え上がって関係性を深めすぎ，そこから上手くいかなくなっていくことが多いじゃないですか」

　「慌てて距離を縮めなくても，相手は消えたりしませんよ．今度はゆっくり関係性を作っていってもいいかもしれませんね」

　本人が認めている場合は，相手への気持ちをそらし，気持ちの切り替えをする手助けを行っていけばいいでしょう．本人が認めているといっても，ショックは残っていますから，他の友人と過ごす，体を動かす，新しいことをはじめるなどの気晴らしが有効です.

本人が手掛けやすいようなストレス発散について提案してみると良いでしょう.

🌑 困難な患者さんへの対処法

最後に，精神療法が困難になりやすい事例の対処法について見ていきたいと思います.

■ 話がずれていく人

話がずれていく人は要点が不明瞭で，話が延々と続いていくので時間を割いても効果が得られないということがあります. 話がずれていく要因は，認知機能の低下のある人，知的障害がある人，発達障害による不注意や筋が通らなくなる人，性格傾向による人など様々です.

ただ，背景に器質的な問題がある可能性があるので，それに関してはしっかり除外していく必要があります. その上での，精神療法的対応を考えていきましょう.

a 付き添いの人がいる場合

付き添いの人がいる場合で，付き添いのほうが話がわかりやすいことはよくあります. また家族サイドで，本人だけだと心配なので付き添いが入る可能性があります. この場合は付き添いの人も自分の役割をよくわかっているので，付き添いの人に話を聞いても構いません.

しかし，本人をほったらかしにして付き添いの人にだけ話を聞くのはあまりよくありません. まず本人にあいさつし，本人から話を聞こうとし，なかなかまとまらないことを確認してから「付き添いの方にもお話を聞いていいですか」と尋ねます.

こうすることで，自分の話がわかりにくかったんだなと患者さんも自覚することができますし，付き添いの方の信頼も得やすいと思います. 明白に認知症や知的障害がある場合でも，このプロセスを経ることはとても大切です.

b 付き添いの人がいない場合

次のような言葉かけで誘導していくと良いでしょう．

① 「今何が一番困っていますか」

話がまとまらない人は自分の話したいことから話す傾向にあります．時系列に話してもらおうとしてもなかなか上手く行きません．なので，こちらから話をまとめに行かなければなりません．あまりにまとまりがないと，「なぜここに来たのか」すら本人がよく理解していないことすらあるのです．まず，話の一番大切なポイント，主訴をしっかり聞くことです．

これですら，話がずれていく人や答えられない人がいます．この場合も根気よく「それで今困っていることは何でしょう？　例えば眠れないとか，イライラするとか」たとえを出しながら何度でも明確に言ってもらえるまで尋ねることが大切です．

聞き始めると「そういえば○○も，○○も」と次々と症状が出てくる場合があります．このときも「一番困っているのは何ですか」と戻すように聞きます．主訴はこれ！というところはちゃんと聞き出す，一番大切なポイントです．

② 「それはいつからですか」

困っていることの正体が判明すれば，それがいつから始まったのかを聞きます．時系列は治療者が組み立てていくしかありません．話がずれてきたら，「そうなんですね，そしてそれは『いつ』からですか」と何度も差し戻します．

③他に必要な情報も１つ１つ繰り返し聞く

他に聞いておきたいことも，少し話を聞いて，内容がずれていくようでしたら何度でも差し戻します．ただ，答えがころころ変わるものは正しい答えが得られません．

あまり深追いせず，置いておきましょう．

④何を求めているか聞く

何を求めているか患者さん本人もわかっていないことも多いのです．この場合は，ある程度話を聞けば満足していくこともあります．また，

本人の希望が不明瞭なときはこちらから誘導して明瞭化してはいけません. 患者さんはとりあえず「うん」といってしまうことが多いのです. しかしそれは本当の希望ではありません.

　何を求めているかわからないときは, 付き添いや家族, もし 1 人で来ている場合は次回に家族と来てもらい, 状況を確認した方がいいと思います.

　⑤最後にまとめる

　「○○ということを希望されているのですね. それでは今日はこういう形にしますね. 今日の診察はこれで終わりです. お大事にしてください」

と伝えてください. ここで, 「それでいいですか」というと, また要領を得ない形で話が始まります. しっかりここで診察は終わりだと伝え, 締めくくってください.

■ 診察中にいらだちを見せる人

　診察中, 何らかの不満がありそれを態度に出しやすい人の対応について考えていきましょう. まず, 相手がいらだっているシグナルをキャッチするところから始まります.

　いらだちを見せる場合は言動が攻撃的になります.

　「さっきもお話ししたと思うんですけど」

　「そういうつもりではないんですけど」

　こういったように, 「けど」と否定形が入る方はなにがしかのいらだちや不満を覚えています. この場合は「けど」の手前で不満の内容, ヒントが入っていますので, こちらからくみ取ればある程度解消します.

　「すいません, 先ほどのお話が大切なのでもう一度確認させてくださいね」

　「何か誤解がありましたか？ おっしゃってくださいね」

　基本的にいらだちの反応があれば, こまめに対応したほうがいいでしょう. しかし, 診察で「怒らせたらどうしよう」などとびくびくする必要はありません. 自分の診察や意図をちゃんと説明していけばたいて

い患者さんは柔らかくなっていきます.

　たいていこの種の問題が起きるのは初診です. 患者さんもどんな医師かわからないので警戒心が強いゆえにこうなります. 治療に対して誠実なのが理解してもらえれば解決します.

■ 要求から入ってくる人

　「診断書が欲しい」

　「この薬が欲しい」

など, 患者さんから要求がある場合は, なんとなく承諾せず, 最大限に注意を払うことが必要です. なぜならば, 本来, 治療者というのは患者さんの要求に応える関係性ではないからです. 枠組みという観点から考えると, 「要求したら応じてくれた」という条件反射を成立させてはいけません.

　なので何か要求があった場合は, どんなに忙しくても, どんなに無難そうな要求でもうっかり「はい」と答えてはいけません. 次から当たり前になっても問題ないことなのかどうか吟味が必要です.

a 診断書

　一番要求されることが多いのがこの診断書でしょう. 診断書には発行する義務があります. しかし, 診断できていないことを診断書に書く義務はありません. むしろそれは大げさに言えば偽造文書になってしまいますので書いてはいけません.

　この原則をしっかり頭に入れておきましょう. 診断したことに関しては診断書を発行する義務があるが, 診断していないことは要求されても書いてはいけないのです.

　では, 書いても問題のない診断書から記していきましょう.

　● 通院証明書, 初診証明書

　これらは特に発行しても問題ありません. ただ病名に関しては慎重になるべきで,「今診断できている最小限の内容」に留めるべきです. また, 適応障害やPTSDに関しては病名自体に因果関係を含むので, 安易につけてはいけません. 法的な文書としても扱われる自覚が必要で

す．また，「何に使うのか」という確認はとっておきましょう．

　患者さんから要求される書類で最も頻度が高く，かつ注意が必要なのが「休職の診断書」です．特に初診で要求されたときは注意が必要です．

　原則としては，「休職の診断書を要求されたら書かない」ぐらいでいいと思います．本来休職というのは，治療に休職が必要であると治療者が診断したときに発行されるものです．患者さんから要求された場合は状況をよく確認して，本当に休むべき状況かどうか考えてください．

　安易に休職の診断書を書くことは，患者さんの社会復帰を妨げることになります．最終的には自分らしく自分のペースで仕事をして，社会活動ができることが望ましいのです．

　休職の必要性については基本的に，「脳の機能が落ちているか」を目安にすると良いと思います．脳の機能に異常が生じている場合は，脳を使う機会を減らすことによって，機能の改善がみられるからです．ストレスから回避するための休職は行わないか，最低限区切りをつけて数日以内とするべきでしょう．休職するにせよ，させないにせよしっかり理由を伝えてください．

　特に患者さんが自ら診断書の要求があった場合，医師が説明せずに発行しないとトラブルのもとになります．「自分の診断は○○で，休職するのがあなたの回復には効果的ではないので書かない方がいいと思います」としっかり伝えましょう．

　適応障害やストレスを回避するための提案として，部署や配置換え，業務制限，残業制限などの提案はある程度積極的に行ってもいいと思います．適応できずに職場から離れるよりは，適応できるように環境調整することは本質的な治療と乖離するわけではないからです．休職の診断書を断るときに代替案として提案すると，さらに患者さんとのトラブルは避けられます．

■ 薬物を要求する人

　「○○という薬を使ってみたいんです」という要求も枠組み設定の面

からすると望ましくありません．処方は医師の診断でするものだからです．たとえ，患者さんからの提案が不可能ではないものだったとしても，しっかりなぜそういう要求になったのか確認したほうがいいでしょう．特にベンゾジアゼピンなど依存性のある薬物に関しては安易に容認してはいけません．

　薬物に関してはしっかり医師がリーダーシップをとりましょう．もし使ってみてもいいと診断しても必ずしっかりとした理由付けをすべきです．

■「ネットや雑誌で見て怖くなりました」と口にする人

　最近多いパターンです．ネットで見て怖くなったとしても，医師の処方通り飲んでいる患者さんについてはしっかり枠組みが保たれているので，薬の安全性やなぜ処方するのか，いつまで飲み続ける必要があるのかしっかり説明してください．

　怖くなって服用を中止したり，内服があいまいになっている方は枠組みが崩れているのでしっかり指摘し，内服を継続してもらうように指示すべきです．安易な内服中断の方が危険だからです．その上で薬についてしっかり説明しましょう．

　また「ネットや雑誌はあなたを診断して責任を持っているわけではないですよ」と伝えることも大切です．ただ指示するわけではなく，自分が患者さんに向き合って責任を取って処方しているのだということをしっかり伝えることが大切なのです．患者さんの不信感を「なんとなくめんどうくさそうだな」と思い，あいまいな言い方で対処してはいけません．

■ 話が時間通りに終わらない患者さん

　話が時間通りに終わらない患者さんは，基本的に話の主導権を渡してはいけません．患者さんが話す，それを医師が満足するまで聞くというのは枠組みが作れていません．また「いつでもなんでも聞いてくれる」と患者さんが判断すると依存の原因にもなります．また人はいかなると

きでも話をさえぎられると不満に思うものです．

　数分話を聞こうが，数十分話を聞こうがさえぎられるともっと感じるのが人間です．大切なことは「さえぎって話をとめる」のは最終手段だと考えることです．

　ではどうするのかというと，話を聞くのではなく医師が話すように努めることです．患者さんへの質問はオープンにせず，クローズドな質問に分解するようにします．ただ医師が話をするためには患者さんの仕草や表情から患者さんを「読む」スキルの上達が不可欠です．

　「あっ，良くなったみたいですね」

　話を聞く前に読んだ内容を伝え，患者さんに合っているかどうか確認する．そうすると患者さんは「僕良くなってるんですか？ 良かった」などともっと読んでほしい衝動にかられます．つまり患者さん自身が話をするより，「医師の話がききたい」というモードになるわけです．

　こうすればしめたもので，治療者は自分の見立てやアドバイスを伝え，きりのいいところで「今日はこんなところですが，あとは大丈夫ですか」と念押しすればパーフェクトです．

　患者さんは聞きたいモードになっているとは言え，話を聞き続けることには疲れを伴いますから，ここまでくれば「大丈夫です！」と満足感を伴っておっしゃってくれると思います．

あとがき

　いかがでしたでしょうか？　アテクシが実際の診察でどんなことを行って
いるか，少しはイメージできたでしょうか？　精神科医の診察というのは，
人によってやり方は様々です．最低限適切な診断と，治療法の選択ができれ
ばいいのですが，それ以外の部分は本当に個人差が大きいです．

　若手の時期は他の先生の診察に同席する機会も多いのですが，ある程度年
数を重ねてくるとその機会も少なくなります．そのため「標準化された診
察」というものは自分のなかで作っていくことになります．それは楽しい作
業でもありますが，変なふうに自分のスタイルができあがってしまう危険性
もあります．診察室のなかでは医師が自由に自分の診察を組み立てられるの
で，いったん変なスタイルができあがってしまうとなかなか修正できません
し，修正する必要性すら自覚できなくなります．

　それを防ぐためには2つ方法があると思ってます．1つは，「常に今何の
ためにこの診察をしているのか」「この診察がベストなのか」自分に問いか
けながら診察すること．

　もう1つは経験年数にかかわらず，他の医師と診察スタイルについて議論
する，あるいは他の医師の診察に同席する機会を持つことです．

　アテクシはこの本を書くにあたって，アテクシと診察について話し合って
いるかのような，アテクシの診察に同席したかのような気持ちになれること
を考え書きました．アテクシの診察が正しいというわけではありませんが，
「こんなことを考え，こんなふうに診察をしている医師もいるんだ」という
ようにとらえていただければ幸いです．

　この本によって皆様の精神科医療への取り組みに，少しでもお役に立てれ
ば幸いです．

Tomy

索 引

あ行

アリピプラゾール	56
安定剤	43
怒り	95
インフォームドコンセント	6
うつ病	8

か行

カウンセリング	2
悲しみ	101
仮面様顔貌	35
環境調整	109
希死念慮	47
共依存	95
境界型パーソナリティ障害	50
共感性	100
強迫性障害	15
許諾	97
傾聴	102
月経前症候群	32
言語化	78
現病歴	19
減薬	76
膠原病	34
行動療法	60
コンプライアンス	33

さ行

疾病利得	11
自閉スペクトラム症	14, 29

就眠困難	22
主訴	19
焦燥	45
心気症	20
身体科	3
身体既往歴	23
身体表現性障害	20, 44
診断書	108
睡眠薬	43, 79
精神科家族歴	24
精神科既往歴	23
精神小療法	83
セロトニン	16
躁うつ病	13
早朝覚醒	22
操作性	81
操作的診断基準	4
躁転	13
早発性痴呆	3

た行

他責的	32
多訴的	20
端的な言葉	7
中途覚醒	22
適応障害	10
統合失調症	3
ドクターショッピング	58

な行

認知行動療法	60

認知症	*11*

は行

パーソナリティー障害	*14*
発達障害	*13, 50*
パニック障害	*16*
反跳性不眠	*79*
不安	*89*
不安焦燥	*69*
フィロソフィー	*1*
俯瞰的	*85*
副作用	*70*
不定愁訴	*20*
プレコックス感	*27*
分析的	*60*
ベンゾジアゼピン系抗不安薬	*77*
補償	*71*
ボディランゲージ	*27*

ま行

見立て	*4, 27*
無償の愛	*100*
メランコリック	*45*
妄想	*63*

妄想性障害	*12*
モノアミン仮説	*8*

や行

予期不安	*92*
抑肝散	*56*
予診	*18*

ら行

ラポール	*7, 82*
リストカット	*49*
礼節	*36*

わ行

枠組み	*78*

欧文

ADHD	*14, 29*
Do 処方	*2*
DSM	*3*
PTSD	*108*
TIPS	*87*
WAIS	*57*

精神科医 Tomy（せいしんかい・とみー）

1978 年生まれ.
某国立大学医学部卒業（医師免許取得）.
精神科医局，精神科病院勤務を経て
現在はクリニック常勤医.

精神保健指定医，日本精神神経学会専門医

2019 年 6 月から本格的に始動した Twitter アカウント『ゲイの精神科医 Tomy のつ・ぶ・や・き♡』（@PdoctorTomy）はフォロワー数 20 万人を超え，医師のアカウントの中でもトップクラスの影響力を誇っている．各種メディアからの発信にも積極的で，書籍は 2020 年だけでも『精神科医 Tomy が教える 1 秒で不安が吹き飛ぶ言葉』『精神科医 Tomy が教える 1 秒で悩みが吹き飛ぶ言葉』（ダイヤモンド社）『失恋，離婚，死別の処方箋 別れに苦しむ，あなたへ．』（CCC メディアハウス）『人の好き嫌いなんていい加減なものよ．他人に振り回されないための Tomy 流処世術』（KADOKAWA）を上梓している.

Tomyの診察室
しんさつしつ
—精神科スピードアップ診療術　　　　　　　　Ⓒ
せいしんか　　　　　　　　　しんりょうじゅつ

発　行　2020年11月30日　1版1刷

著　者　精神科医 Tomy
　　　　せいしんか　い

発行者　株式会社　中外医学社
　　　　代表取締役　青木　　滋

　　　　〒162-0805　東京都新宿区矢来町62
　　　　電　　話　　(03) 3268-2701(代)
　　　　振替口座　　00190-1-98814番

印刷・製本 / 三和印刷(株)　　　　＜SK・YT＞
ISBN978-4-498-22924-2　　　　Printed in Japan